実は下肢静脈瘤がある人って意外と多いんです。
悩んでいるのはあなただけじゃないですよ！
女性は見た目も気になりますよね。
男性は「ただのむくみだ」と
ほうっておく人が多いから
重症化する場合もあるんです。
でも大丈夫！
軽症のうちは家でできる
セルフケアでなんとかなります。
そのために本書で紹介するのが、1分体操です。

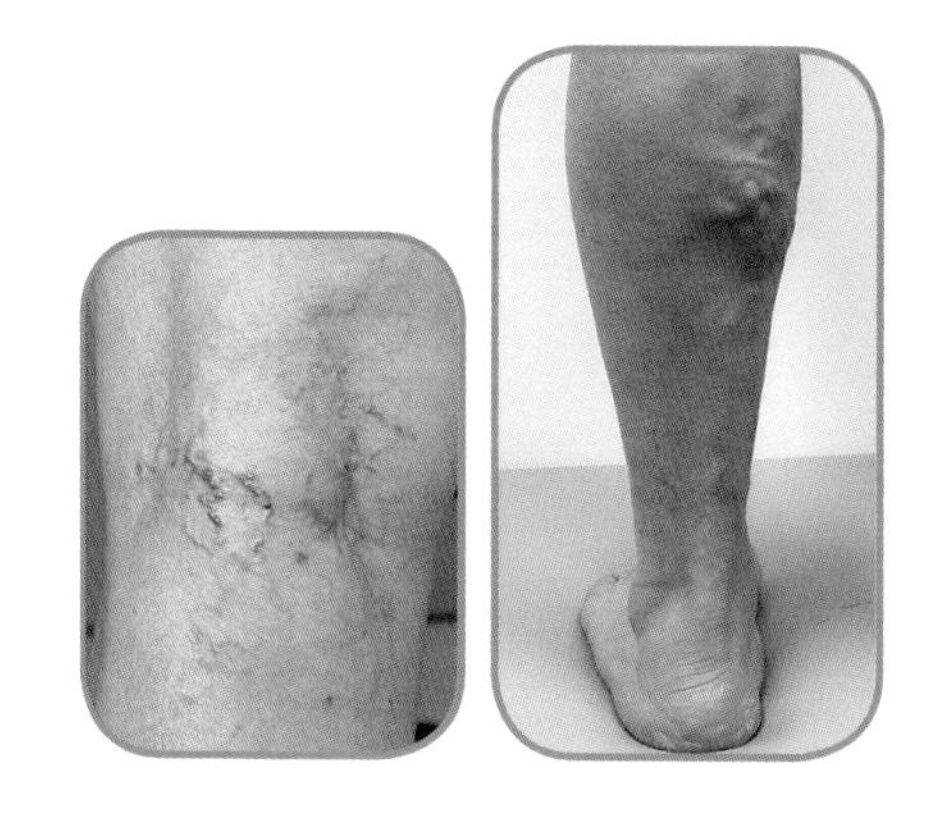

毎日軽い体操を少しするだけで、
下肢静脈瘤は
劇的に改善します。

ポイントは、足にたまった血液を
スムーズに流すこと。

体操で、血管の働きを
サポートします。

むずかしい体操は一切ありません。
テレビを見ながらや、昼寝のついでに
できるものばかりです。

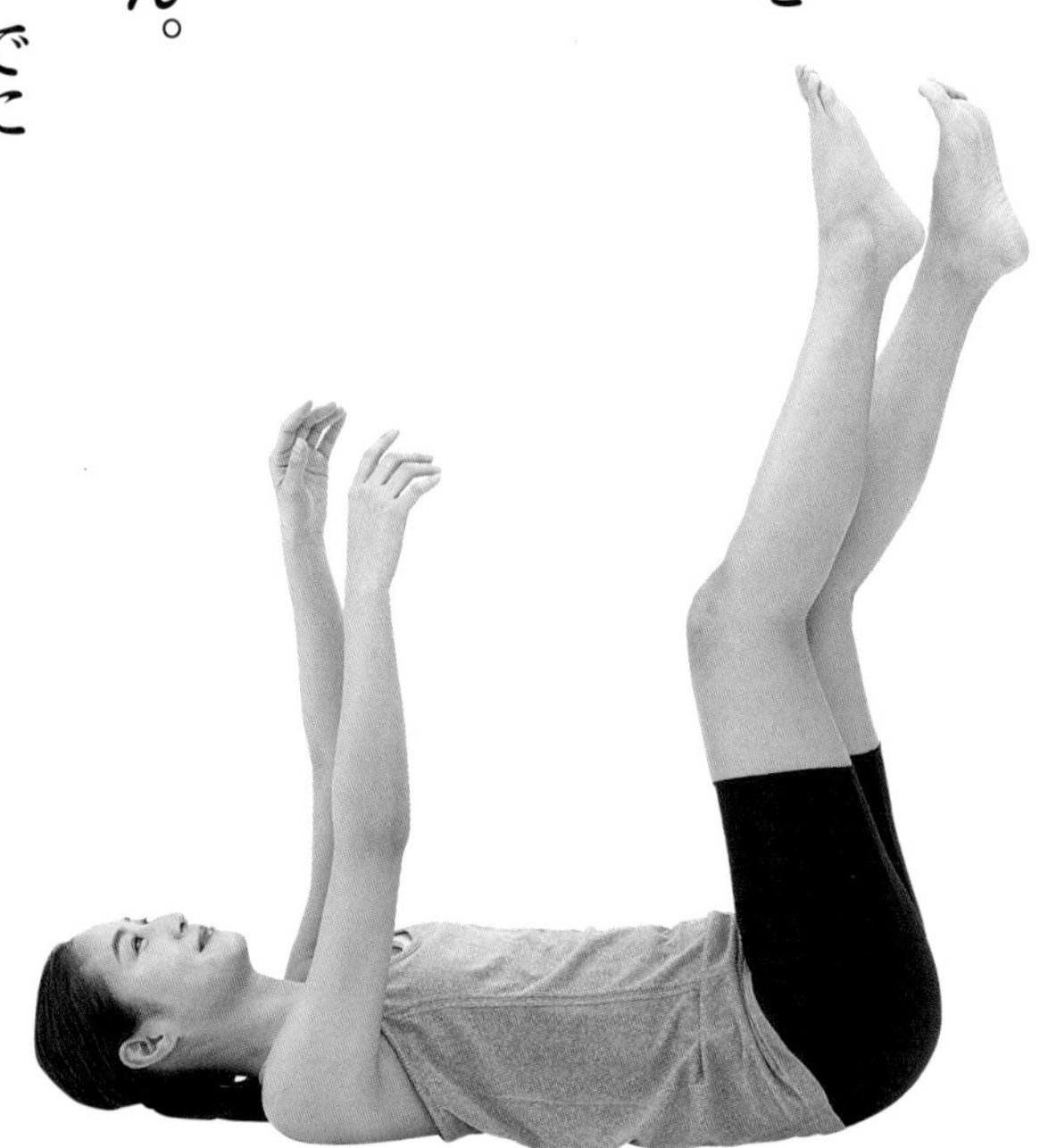

下肢静脈瘤には、マッサージも効果的です。
下から上へ、足をやさしくさすります。
足のむくみやだるさは、
本来なら心臓に戻るべき血液が
足にたまることで起こります。
マッサージをすることで、血流がよくなり
血液の循環がよくなるのです。
力を入れずに行うのがコツ！
足の不快な症状を手軽に解消できます。

弾性ストッキングもはいてみましょう。

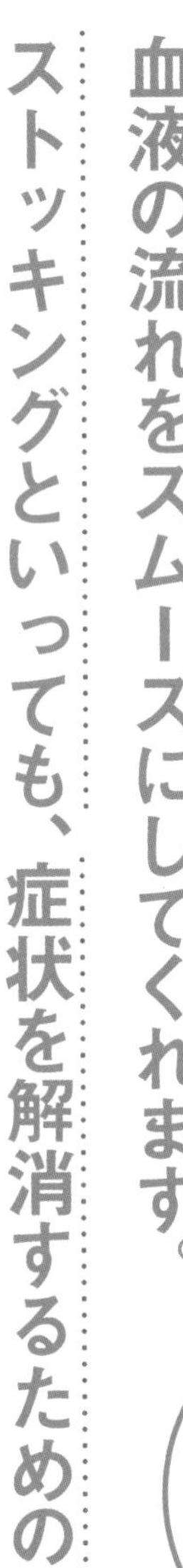

ふくらはぎに圧力をかけ、
血液の流れをスムーズにしてくれます。
ストッキングといっても、症状を解消するための
靴下で男女問わず治療に用いられます。

本書では、はき方のコツもきちんとレクチャー。
自分に合った弾性ストッキングの選び方も紹介しています。

下肢静脈瘤かも!? と思ったら
まずはセルフケアをやってみましょう。

下肢静脈瘤は、血管が血栓でふさがってしまう怖い病気だと
勘違いしている方が多くいらっしゃいます。
下肢静脈瘤は、命に関わることはありません。
診察すると、
ほとんどがセルフケアで回復する軽症です。
症状が進行し、中等症、重症となった場合も
きちんとした医療機関で診察を受け、
正しく治療をすれば、必ず治ります。
本書を読んで正しい知識を身につけ
下肢静脈瘤とサヨナラしましょう！

はじめに

私は日本で初めての血管外科クリニックとして、２００５年にお茶の水血管外科クリニックを開業しました。

院長として多くの患者さんを診療して15年以上が経ちましたが、その間、下肢静脈瘤の治療方法や健康保険の適用範囲は大きく変化しました。

以前主流だったストリッピング手術は、患者さんの体への負担が少なく、再発も少ない、カテーテルという細い管を使う血管内治療に取って代わられています。そして、2年前にはさらに負担の少ないグルー治療が保険適用になり、日本中で行われるようになっています。

最近では、下肢静脈瘤という言葉を知っている人が、昔よりは増えてきているように思いますし、専門医療機関に対する意識も変わってきているのではないでしょうか。

しかし、いい変化ばかりではありません。

私のクリニックに来院する患者さんの中には、他院で必要のない手術をされてしまった方や、治療したのに浮き出た血管がよくならない方、高額治療を強く勧められたことに不信感を持った方がたくさん受診されるようになっています。

われわれは、必要のない治療を「不適切治療」と呼び、学会をあげてこのような医療行為を防ぐための活動を続けてきました。しかし、こうした不適切治療を行う医療機関は、いまだ後を絶ちません。

下肢静脈瘤は、軽症であれば、手術はせずにセルフケアで十分治すことができます。当院では、足に不快な症状があると来院した方の約8割は、希望がなければ特に処置をしていません。

正しい治療を受けるために、患者さん自身もぜひ賢くなってください。そして、不快な症状を解消して、毎日を心地よく過ごせるようになっていただきたいと願っています。

本書がみなさんの日常を快適にする一助となれば、幸いです。

広川雅之

下肢静脈瘤の治し方

目次

CONTENTS

part 1

part 2

part 3

77……下肢静脈瘤はなぜ起こる

CONTENTS

part 4

下肢静脈瘤セルフチェック

自分の足の状態をチェックしましょう。必ず立った姿勢で、手鏡や姿見でよく観察します。

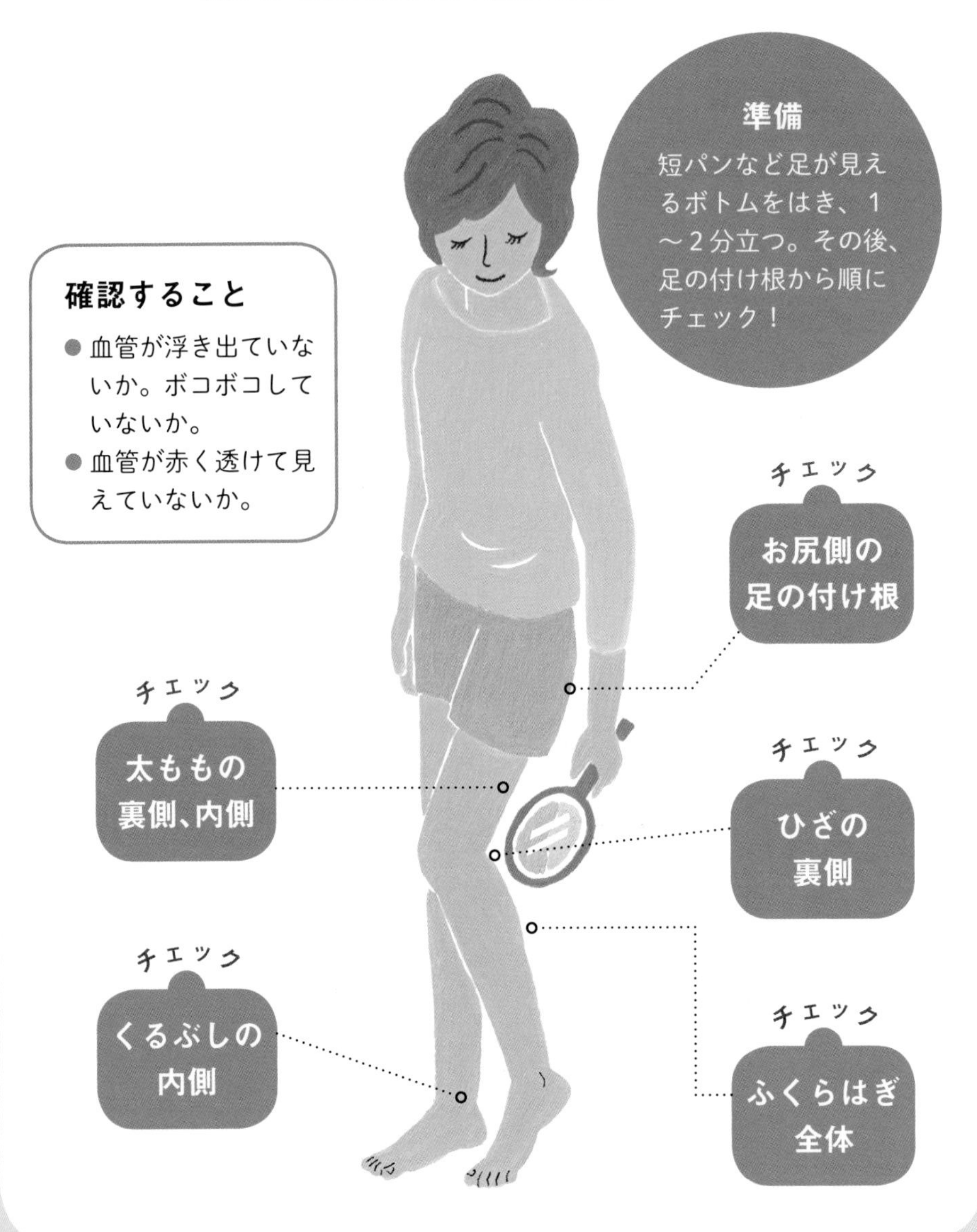

準備
短パンなど足が見えるボトムをはき、1〜2分立つ。その後、足の付け根から順にチェック！
確認すること
● 血管が浮き出ていないか。ボコボコしていないか。
● 血管が赤く透けて見えていないか。
チエツク
お尻側の足の付け根
チエツク
太ももの裏側、内側
チエツク
ひざの裏側
チエツク
くるぶしの内側
チエツク
ふくらはぎ全体

part

1

先生、
下肢静脈瘤のこと
教えてください

里見さんは60代の主婦。足に血管が浮き出ていることを娘に指摘され、テレビで見た下肢静脈瘤では？　と思い、広川先生のクリニックにやってきました。

むくみやだるさ、見た目の悪さはどうして起こる？

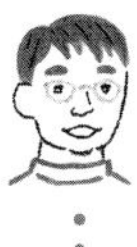

…「今日はどうされましたか？」

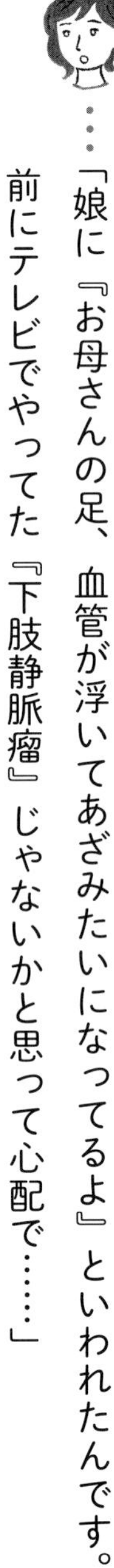

…「娘に『お母さんの足、血管が浮いてあざみたいになってるよ』といわれたんです。前にテレビでやってた『下肢静脈瘤』じゃないかと思って心配で……」

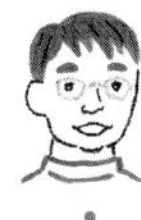

…「血管が浮いているのはいつ頃からですか？」

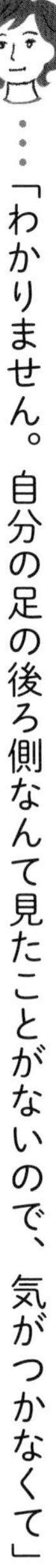

…「わかりません。自分の足の後ろ側なんて見たことがないので、気がつかなくて」

……「足のむくみやだるさなど、気になる足の症状はありますか？」

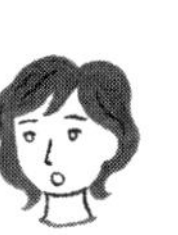

……「足はむくみますね。重だるいときもあります。パートでレジ打ちをしているから、立ち仕事のせいかなと思って。それと、関係ないかもしれませんが、ときどき寝ているときに足がつって、目が覚めてしまうこともあるんです……」

……「それは辛いですね。立ち仕事の方のむくみのお悩みは多いんですよ。では、足を触らせてください。けっこうむくんでますね」

……「はい。靴下の跡がくっきりつきます」

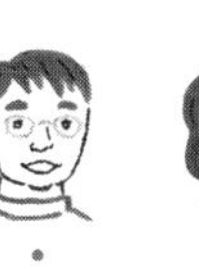

……「血管が浮いているのは下肢静脈瘤ですね。触ったところ、けっこうむくんでいます。これも静脈瘤のせいだと思います」

……「やっぱり下肢静脈瘤なんですか」

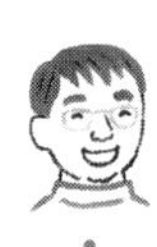

…「下肢静脈瘤は間違いありませんが、どの静脈が問題なのか、今感じていらっしゃる足の不快な症状が静脈瘤のせいなのか、詳しく検査をする必要がありますね」

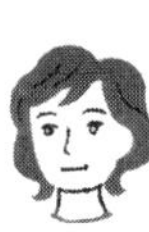

…「どんな検査ですか？」

…「超音波検査、エコーと呼ばれている検査です。おなかの検査でも行う、ゼリーを塗って、皮膚の上から機械を当てる検査です。まったく痛みはないので、心配いりませんよ」

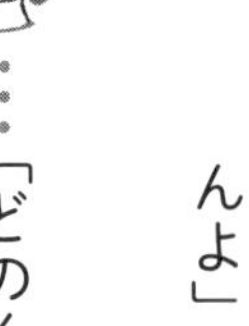

…「どのくらいの時間がかかりますか？」

…「見落としがあってはいけないので、専門の検査技師が30～40分ほどかけて、両足をじっくり診断します」

～エコー検査後～

おもな診療の流れ

問診

- どのような症状があるか
- どうしたいか（見た目や症状の改善）
- 生活状況

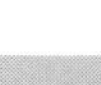

視診

- 足のむくみや静脈瘤の状態
- 湿疹や色素沈着など皮膚の状態

触診

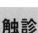

- 足のむくみの程度
- 皮膚の硬さ
- 熱感
- 痛みがあるか

超音波（エコー）検査

- 弁の異常の有無
- 静脈の走行や太さ

下肢静脈瘤を診断

- 下肢静脈瘤があるか否か
- 下肢静脈瘤の場合、軽症・中等症・重症のいずれかを診断

セルフケアor根本治療

- 軽症であればセルフケアを指導。根本治療（血管内治療等）は医師の判断のもと、患者の意向にそって行う

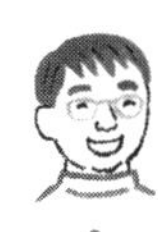

…「下肢静脈瘤はありますが、軽症ですね。むくみや足のつりの原因は、静脈瘤によるものかもしれませんが、セルフケアでよくなると思いますよ」

血液が血管内にたまり ボコボコとしたコブをつくる

…「下肢静脈瘤は命に関わることはない良性の血管の病気です。足の血管である静脈が太くなってコブのようにふくれます。軽症も含めると日本人の50歳以上の6割が発症しているんですよ」

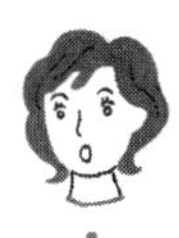

…「かかっている人、そんなに多いんですね！」

…「里見さんのようにむくみや重だるさ、足のつりなどの他にも痛みやかゆみ、足のほてりを感じるなど、さまざまな症状があります」

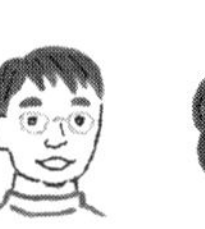

…「どうしてこうなっちゃったんでしょうか？」

…「心臓から押し出された血液は体じゅうをめぐって、最後に心臓に戻ります。足の血管に異常が起こって血液がちゃんと心臓に戻らずに、足にたまってしまったことで起こるんです」

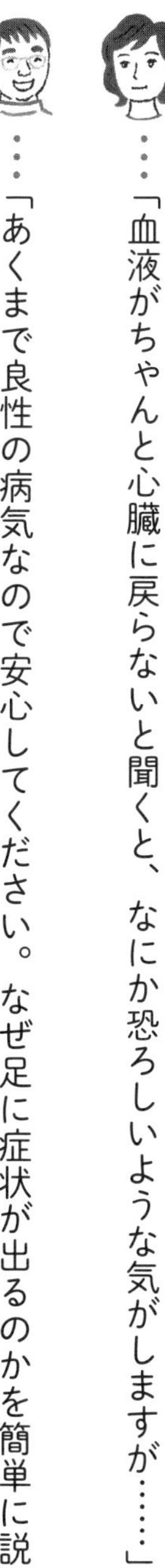

…「血液がちゃんと心臓に戻らないと聞くと、なにか恐ろしいような気がしますが……」

…「あくまで良性の病気なので安心してください。なぜ足に症状が出るのかを簡単に説明しますね。動脈は心臓から押し出された血液が通る血管、静脈は心臓へ戻る血液が通る血管です。足の血液は、心臓に戻るときに下から上にいかないといけないので、戻りにくいんです」

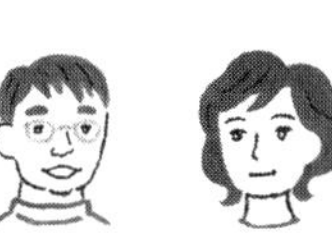

…「重力に逆らわないといけないですもんね」

…「そうです。血液が重力にしたがって上から下にいかないように、静脈の中には逆流

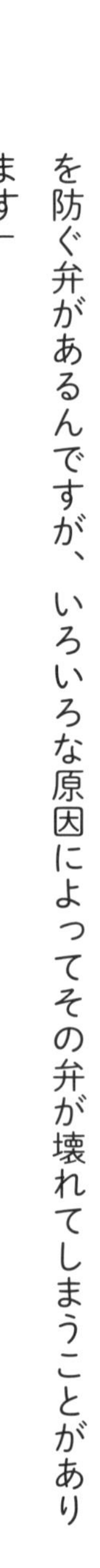

を防ぐ弁があるんですが、いろいろな原因によってその弁が壊れてしまうことがあります」

……「静脈の弁が壊れるっていうのも怖いです」

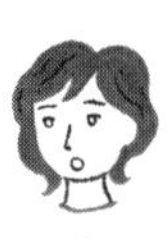

……「いえいえ、ご心配なく。加齢や遺伝などでも壊れやすくなります。弁が壊れると血液が心臓に戻らずに足の静脈にたまってしまうので、静脈が太くなって曲がりくねったり、ボコボコと浮き出てきたりするのです」

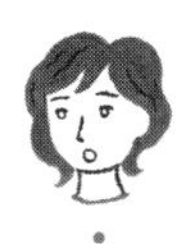

……「そうなんですね。これ以上血管が浮き出てきたらいやだな……」

……「あきらめる必要はありませんよ。ただ、里見さんのように長時間立ち仕事をする人は悪くなるリスクが高いことは確かですから、セルフケアをして改善させましょう。他にも、運動不足だと静脈の流れが悪くなって下肢静脈瘤になるリスクが高くなります。何か運動はしていますか？」

患者さんに聞いた受診のきっかけ

- 明け方足がつる
- 足が重だるい
- 足のむくみがひどい
- かゆい
- 血管の色が赤紫になった
- 血管がデコボコしている

年代別下肢静脈瘤の割合

15~29歳	13%
30~49歳	55%
50~69歳	61%
70歳以上	75%

平井ら：脈管学 28:415-420,1989

全体 43% (274/632)

年齢が高くなるにつれて増加の傾向がある。下肢静脈瘤は比較的ゆっくり進行する病気であることや、加齢による運動機能、筋力の低下などが影響している。

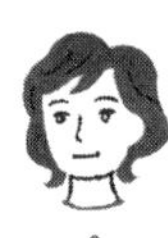

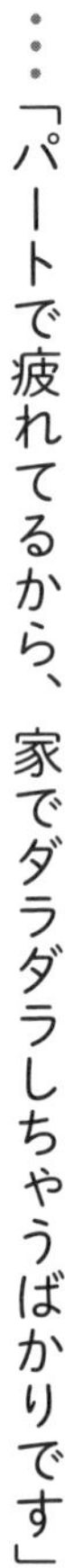

……「パートで疲れてるから、家でダラダラしちゃうばかりです」

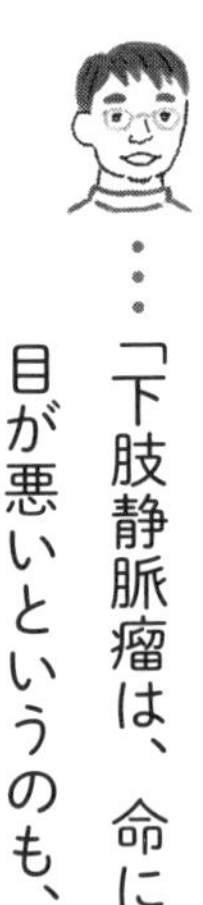

……「下肢静脈瘤は、命に関わることはないですが、自然に治ることもありません。見た目が悪いというのも、女性は特に気になるでしょうから、生活習慣も含めて見直してみることをおすすめします」

下肢静脈瘤は、「血栓」の病気、いわゆるエコノミークラス症候群とは関係ない

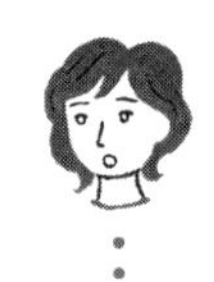

……「血液がたまっているということは、その血の塊がとんで、脳梗塞（のうこうそく）や心筋梗塞になるのではないですか？」

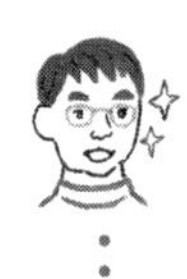

……「それはありえません。勘違いされている人が多いんですが、静脈瘤はあくまで静脈の中に血液がたまって、コブのようにふくらんでいる状態。血の塊は血栓（けっせん）といい、脳梗塞や心筋梗塞の原因となりますが、血液の流れを止めてしまうものなので、まった

く別のものです。そもそも脳梗塞や心筋梗塞は動脈で起こるものなので、下肢静脈瘤とは関係ないんです」

…「ちょっと安心しました」

…「でも下肢静脈瘤については、他にも大きな誤解があるんです」

…「なんでしょう？」

…「エコノミークラス症候群を知っていますか？」

…「はい、聞いたことがあります。座りっぱなしだとなりやすいとか」

…「エコノミークラス症候群では、足の血栓が肺にとび、ひどいときは心停止を起こすこともあります。エコノミークラス症候群と下肢静脈瘤を混同している方が非常に多いんですが、まったく別の病気です。

下肢静脈瘤でも、まれに血栓ができることはありますが、肺にとぶことはありませんし、命をおびやかすことはありません」

下肢静脈瘤がひどくなると、痛みやかゆみが生じ、皮膚が変色することも

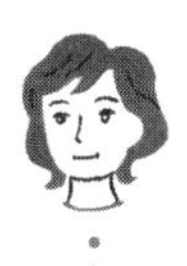

…「そういえば昔、友だちのお父さんが、血管がボコボコになったといっていたことを思い出しました。男性でもなるんですね」

…「男女かかわらず、下肢静脈瘤は発症します。女性のほうが発症率は高いですが、男性でも遺伝や立ち仕事でリスクが高くなります。飲食業や理髪店とか」

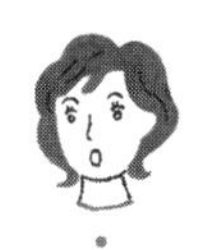

…「その方は板前さんだそうです。確かに立ちっぱなしの仕事ですよね」

…「男性は、あまり見た目を気にしないので、仕事を休んで病院で診てもらうほどじゃ

ない、と放置してしまうことが多いので重症化することが多いですね」

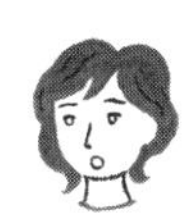

…「重症化ってどうなるんですか？」

…「皮膚に炎症が起きて、かゆみや痛みがでることがあります。さらに潰瘍（かいよう）ができてしまうケースもありますね」

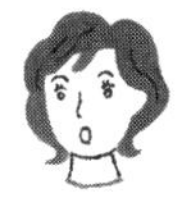
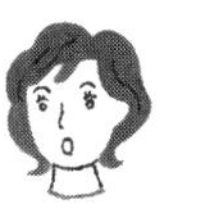

…「潰瘍？　そうすると足を切断したりするんですか？」

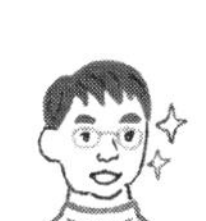

…「いいえ、そうではありません。静脈瘤の潰瘍は足の切断にはなりません。しかし、痛みがあったり、出血する場合もあるので日常生活にかなり支障が

セルフケアで

できること	できないこと
○	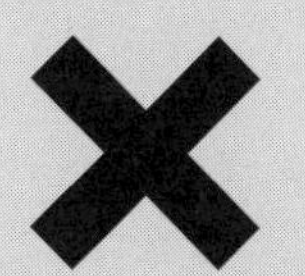
●むくみや重だるさの解消	×静脈の弁の修復
●悪化防止、再発予防	×浮き上がった血管の修復
●血流促進	×皮膚の炎症にまで進行した静脈瘤の改善

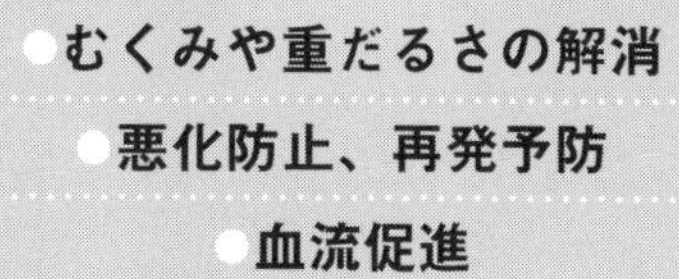

出ます。病院で治らないといわれたり、あきらめてしまう人もいますが、正しい治療をすればちゃんと治ります」

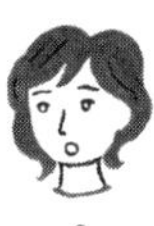

…「私もそんなふうになる可能性があるんでしょうか？」

…「里見さんはまだ軽症ですから、大丈夫ですよ。今ならセルフケアで十分回復できるでしょう。

ただ重症ではなくても、むくみやだるさ、足のつりなどの症状でお困りの人は、レーザーや高周波治療などを選ぶ方もいます」

治療は日帰りも。保険適用で費用面も安心

…「治療というのは、どういうことをするんですか？」

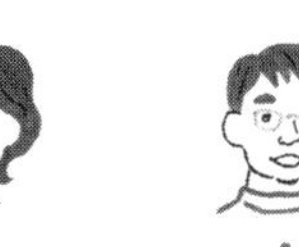

…「弁が壊れて血液がうまく流れなくなった静脈の血流を止める治療になります。いくつか方法があります」

…「血管の治療と聞くと怖いんですけど……」

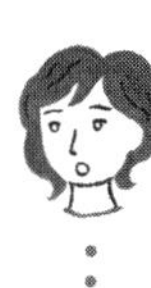

…「そうかもしれませんね、でも、大げさなものではありません。静脈の中に細い管を入れ、レーザーや高周波電流（ラジオ波）で焼く治療や、最近では医療用の瞬間接着剤、いわゆるアロンアルファで静脈をふさぐグルー治療があります。昔から行われている静脈を引き抜くストリッピング手術もありますが、最近はあまり行わないですね」

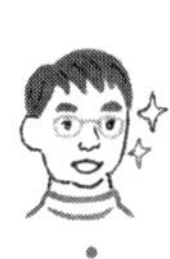

…「どれもどう考えても痛いんじゃないかと思うんですが……」

…「いちばん新しいグルー治療は、管を入れる場所に局所麻酔をするだけなので、そのときに1回チクッとする程度ですよ。レーザーや高周波治療も、焼く前に局所麻酔をするので、治療中は痛みはありません。ストリッピング手術も今は局所麻酔でできるようになっています。治療もいずれも日帰りでできて、仕事にもすぐ戻れます」

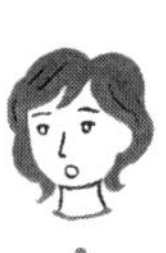

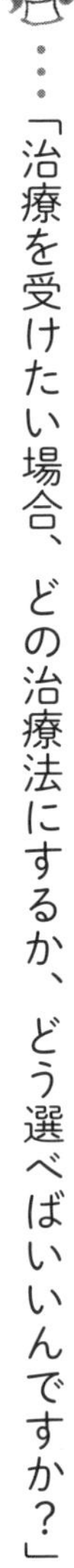

……「治療を受けたい場合、どの治療法にするか、どう選べばいいんですか？」

……「エコー検査の結果による下肢静脈瘤の状態を元にして、治療に対するご希望や健康状態などを総合的に考えて、その人にとっていちばんいい方法を選択してもらっています」

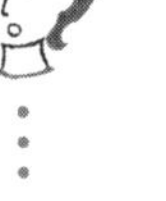

……「辛い症状を早く解消したいとか、見た目をきれいにしたいという人もいるんでしょうね。治療は高額なんですか？」

……「どれも健康保険が適用されますから、高額になることはないですよ。例えば、レーザー治療やラジオ波治療の場合だと、保険診療ですので自己負担額は1割負担で約1万2000円、3割負担で約3万5000円ですね」

再発はゼロではないが、適切な治療とケアによって予防できる

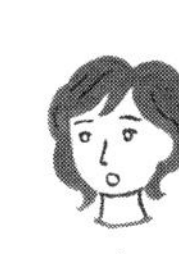

「治療をすれば、完璧に治って再発しないんでしょうか？」

「再発はゼロとはいい切れません。きちんと診断して根本治療を行っても、治療前と同じ働き方や生活習慣、環境だと、どうしても静脈瘤になりやすいですし、遺伝ということもあります」

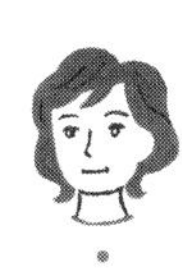

「そもそも静脈瘤になる原因が、仕事だったり生活習慣だったりするわけですものね。どのくらいの期間で再発する可能性があるんですか？」

「きちんと治療すれば2～3年のうちに再発ということはありません。再発したとしても、10年以上は経ってからでしょうね。しかし、治療が適切に行われていないと早期に再発する場合もあります。

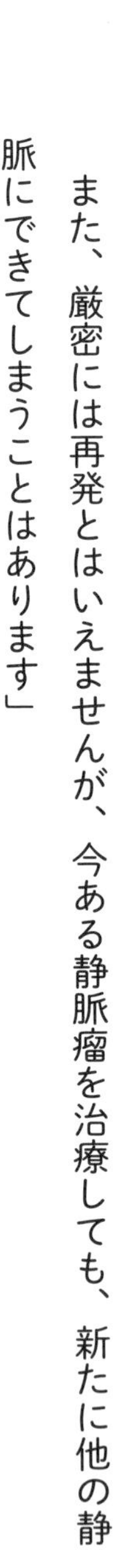

また、厳密には再発とはいえませんが、今ある静脈瘤を治療しても、新たに他の静脈にできてしまうことはあります」

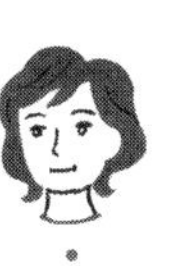

…「再発や新たな静脈瘤を防ぐには、セルフケアしかないですか」

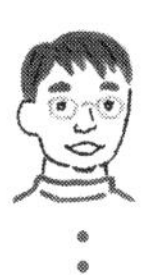

…「そうですね。遺伝や体質は変えられませんが、セルフケアや生活習慣の改善は再発防止につながります」

…「どうすればいいんでしょうか」

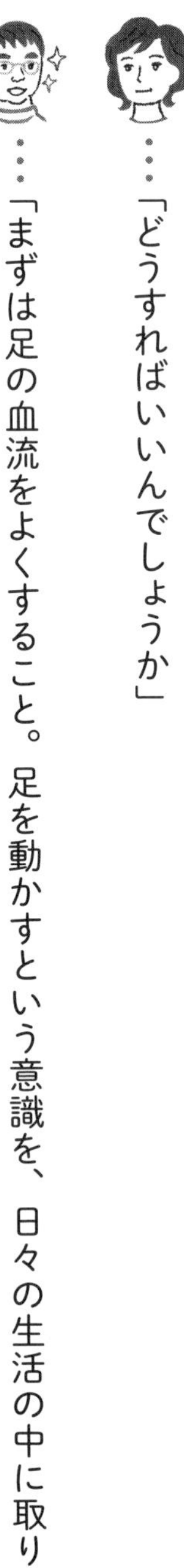

…「まずは足の血流をよくすること。足を動かすという意識を、日々の生活の中に取り入れるようにするといいでしょう。ちょっとした体操を日課にする、歩く距離を長くする、立ち仕事の人はつま先立ち体操（P53）をするなどで、静脈瘤になりやすい生活習慣の改善をはかることです」

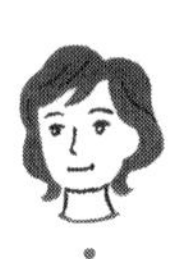

…「そうですね、私も生活習慣を見直してみることにします！」

part 2

自分で治す！下肢静脈瘤のセルフケア

軽症から中等症までなら
セルフケアで症状が改善する

下肢静脈瘤の治療法には2種類あります。

ひとつは弁が壊れた血管を直接処置する治療。これは医療機関で行います。もうひとつは体操やマッサージなど自分で行うセルフケアです。

実は、**下肢静脈瘤と診断されても軽症から中等症であれば、セルフケアで治したり症状を軽くしたりすることができる**のです。私のクリニックにいらっしゃる患者さんも、多くの人は軽症で治療が必要なかったり、セルフケアで症状が軽くなってしまいます。

そのため、診察に来るのは初診の1回だけという方も多いのです。

そこで、当院でも指導している下肢静脈瘤に効果が高いセルフケアについてご紹介しましょう。

セルフケアの３本柱

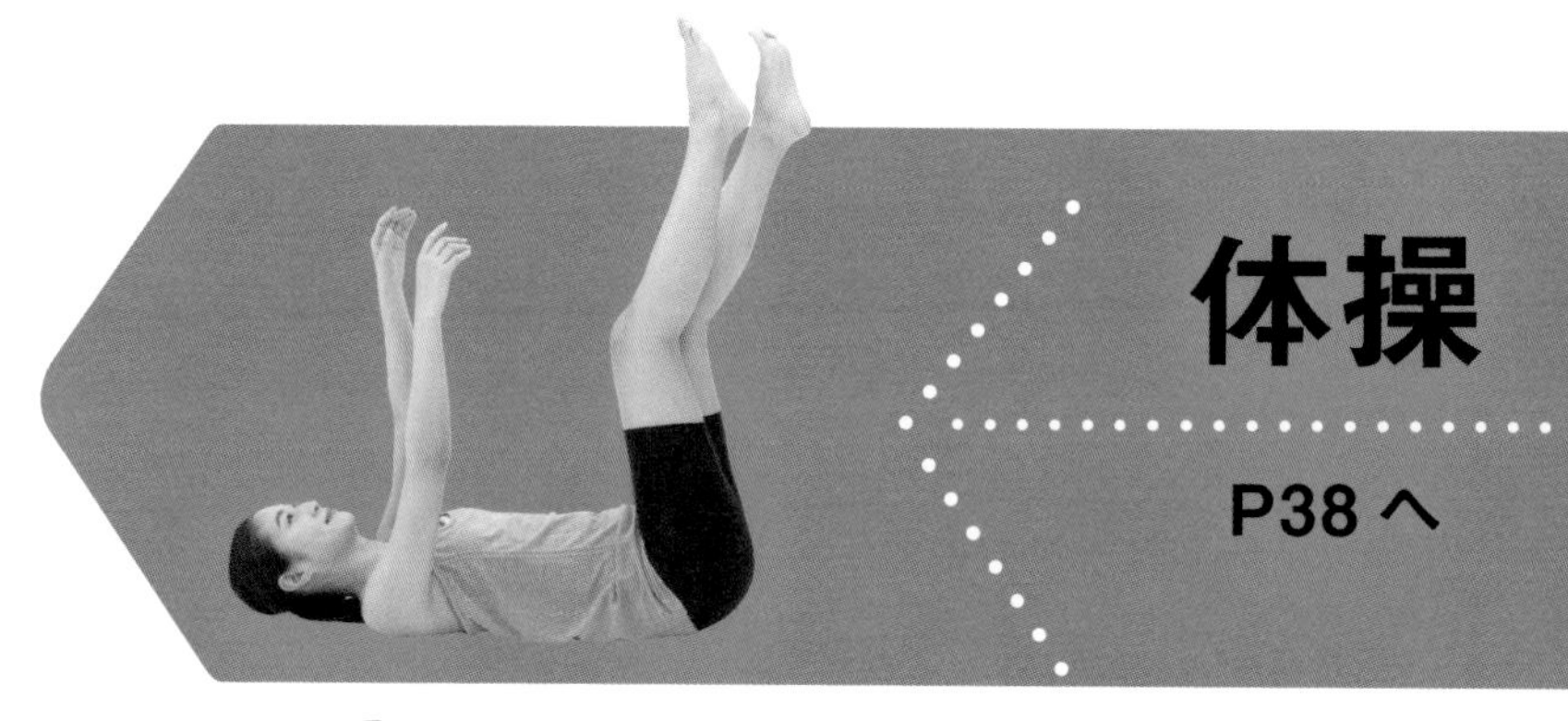
体操
P38 へ

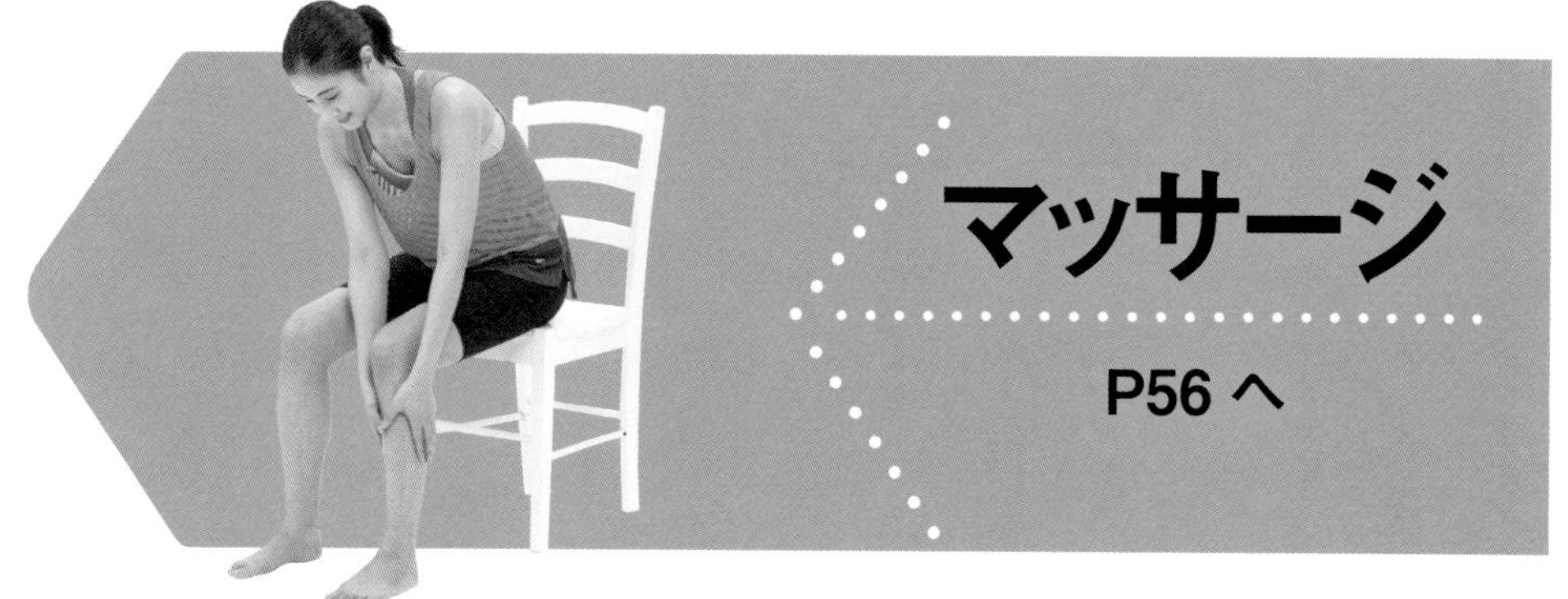
マッサージ
P56 へ

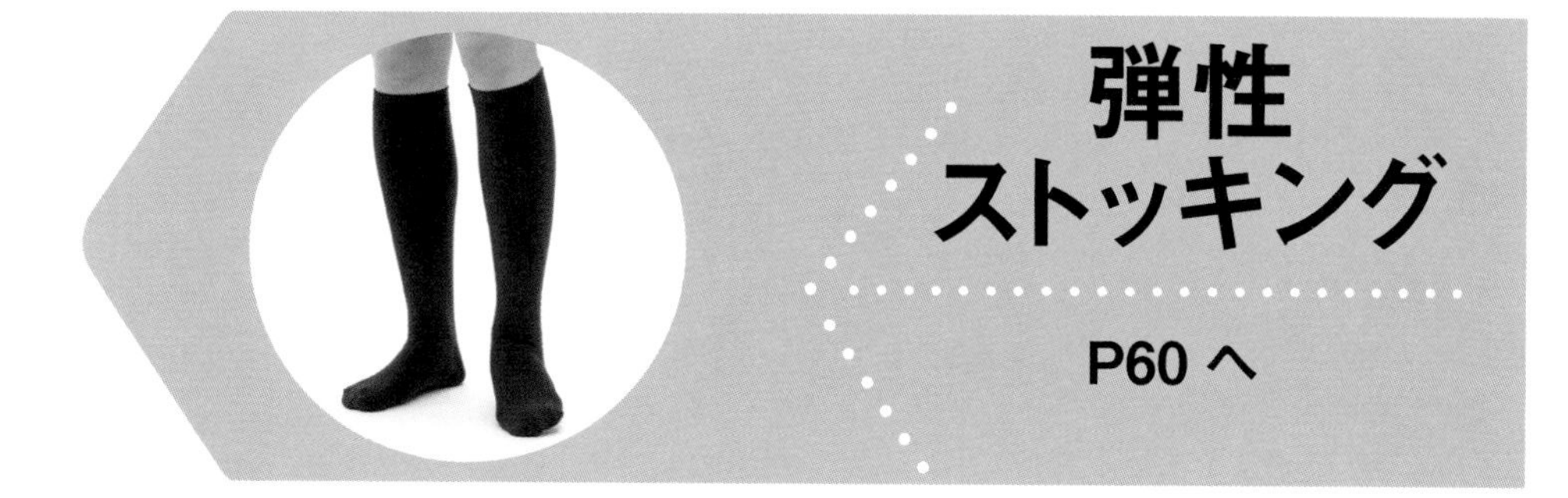
弾性
ストッキング
P60 へ

セルフケアは、次の3本柱が基本です。

1 **体操**

2 **マッサージ**

3 **弾性ストッキング**

下肢静脈瘤は生活習慣や環境、加齢、体質などによって静脈内の逆流防止弁が壊れ、心臓に戻りにくくなった血液が足にたまってしまうことで起こります。

これらのセルフケアは、どれも**足の静脈の血流を促してスムーズにすること、足の静脈に血液がたまりにくくすることを目的としています。**

まず取り組んでいただきたいのは、体操です。

体操を習慣的に行うことで、足の不快な症状を改善できます。さらに体操の種類によっては太ももやふくらはぎの筋肉を鍛えることができ、全身の血流を促すことにもつながります。その結果、下肢静脈瘤だけでなく、冷え性などの血流に関わる症状、足の筋肉の強化などによい影響が期待できます。

足の血行を促すマッサージもおすすめです。マッサージは特にむくみに効果があります。弾性ストッキングとは、足に適度な圧力をかけ、足の血液を心臓に戻すふくらはぎの筋ポンプ作用をサポートしてくれるストッキングのこと。市販品では「着圧ストッキング」とも呼ばれています。**足のむくみやだるさの改善、下肢静脈瘤の進行防止や治療後の再発予防**などの効果があります。

体操、マッサージ、弾性ストッキングのどれかひとつだけ行うのもいいですが、組み合わせるとさらに効果が期待できます。まずは畳や布団の上で体操をして、入浴中にリラックスしながらマッサージ、日中は弾性ストッキングをはくといった具合に、好きなときにやりやすいものから始めてみましょう。

また、これらのセルフケアは下肢静脈瘤以外の原因で起こる足のむくみにも、とても有効です。**下肢静脈瘤は見当たらないけれど、足がむくんで辛いという方**もぜひ取り組んでみてください。

体操は短時間でも毎日続けることを目指そう

体操を行う時間は、できれば**午後から夕方にかけて**がおすすめです。午前中に行ってはいけないということではありません。就寝中は横になっているので、心臓と足の高さが同じになり、足の血液がスムーズに心臓に流れています。そのため、起床してすぐは足の症状が出にくいのです。午後から夕方にかけて、足の不快な症状は増しますから、そのときに行うほうが効果的です。

次に、短時間でいいので**毎日続ける**ことも大切です。はりきりすぎると辛くなったり面倒になったりして、結局長続きしません。それでは意味がありません。

また、体操を行っても症状が改善しなかったり悪化する場合は、医療機関を受診してください。**下肢静脈瘤以外の病気が原因で症状が起こっている可能性がある**ためです。下肢静脈瘤が進行している場合も、セルフケアでは効果が得られにくいので、医師に相談をしてください。

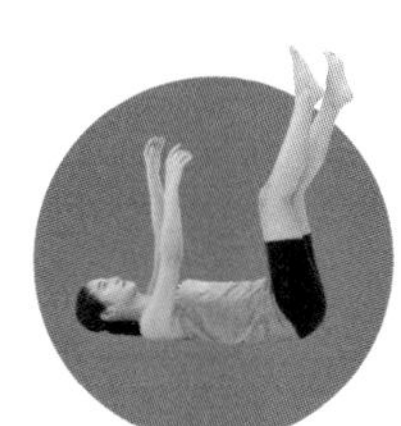

体操の3つのポイント

ポイント

午後から夕方にかけて行う

足の症状が出やすいのは、午後から夕方にかけて。その時間に行うと効果を実感しやすくなり、続けるモチベーションが高まります。

ポイント

こまめに毎日行う

一度やって効果が出ないからとあきらめないで。毎日続けることで症状は改善に向かいます。毎日続けられるよう、１日に行う時間は短くてOK。

ポイント

効果がないときは受診する

１カ月以上続けても症状がまったく改善しない、むしろ悪化しているという場合は、別の病気が原因の可能性があるので医療機関を受診してください。

ごろんと横になって行う体操は
心臓に血液が戻りやすくなり、効果抜群

体操といっても、動きがむずかしかったり、特に激しいものではありません。着替える必要もなく、思い立ったらすぐにできるものばかりです。

これまで、家でできる体操としてもっとも反響の大きかったのが**「基本のゴキブリ体操」**です。インパクトのあるネーミングにギョッとした方もいると思いますが、とにかく簡単にできますし、効果もとても高いので、多くの方に取り入れていただきたい体操です。

あおむけになって、両手・両足を上げ、ブルブルと震わせるだけなので、体操ともいえないほど簡単です。横になるだけでも足にたまった血液は心臓に戻りだしますが、手足をブルブルさせることで血流がグンと改善します。

人間の体の隅々まで血液をいきわたらせている毛細血管の約7割が、手足に集まっ

ています。**手足を小刻みに動かすことで、毛細血管の負担が軽くなり、足の血液が心臓に戻るのを助けてくれます。**

「ゴキブリ体操」は、「毛管運動(もうかん)」ともいい、治療に取り入れている医師も多くいます。毛細血管は体の隅々まで酸素や栄養を運ぶ役割をしているので、それを活性化させることは、全身の血液循環をよくすることになります。

下肢静脈瘤以外に、高血圧、低血圧、冷え性、便秘などにも効果があるといわれています。

午後から夕方の間に必ず1回、できれば昼食後の休憩時にも1回、夜にも1回の**計3回行いましょう。**余力のある方は夜寝る前にさらにもう1回行うと、より効果があります。

昼間行うときは、そのまま横になって寝てしまってもかまいません。私も「できるなら一度昼寝して」と勧めているくらいです。寝ている間にむくみが解消されます。**昼食後にゴキブリ体操をしてから30分程度の仮眠をとる**、という一連の流れを習慣にするといいでしょう。

（基本のゴキブリ体操）

下肢静脈瘤が気になったら
まずはこの体操を始めましょう。
抜群の効果が期待できます。

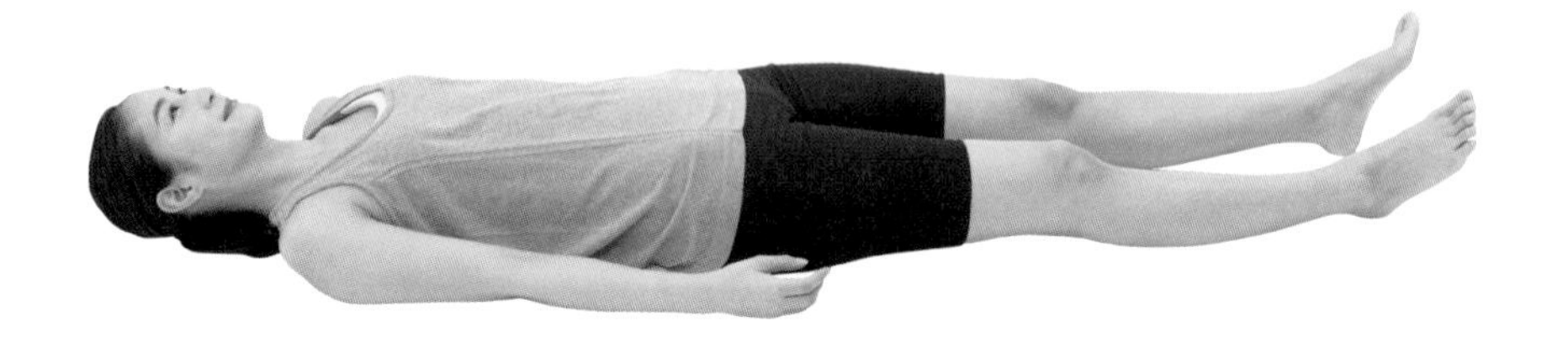

1

あおむけになって足は肩幅に開き、両手は体の脇に置きます。

Point

できるだけ体の力を抜いて、リラックスした状態で始めましょう。
１日の締めくくりに、夜寝る前に布団の上で行うのもおすすめです。

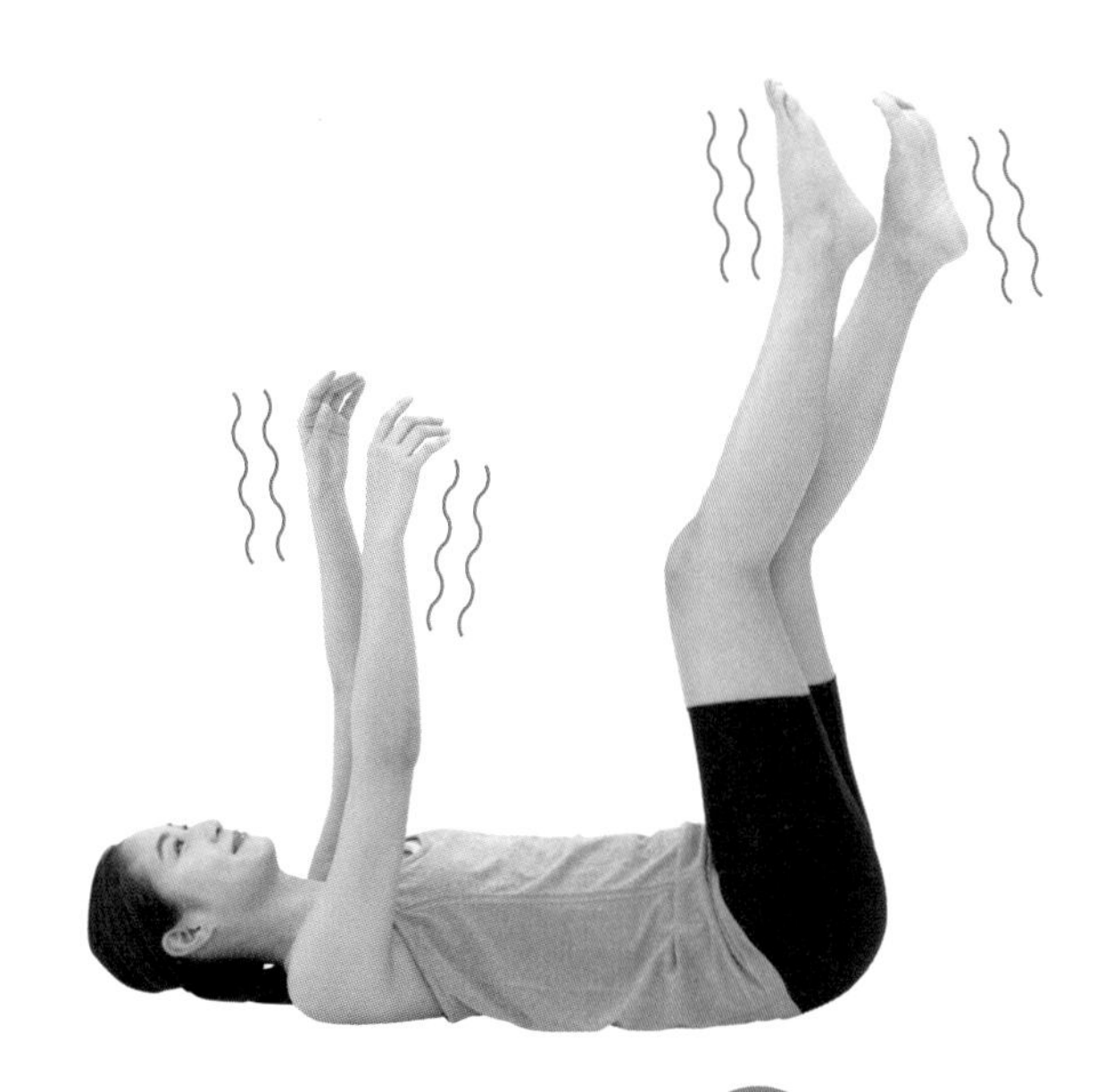

Point

手足に力を入れないよう、できるだけ脱力して手首や足首を小刻みにゆすりましょう。

2

両手・両足を天井に向けて上げます。手と足は床に対して垂直になるようにして、30～60秒間、手足をブルブルと小刻みにゆすります。これを3回繰り返します。

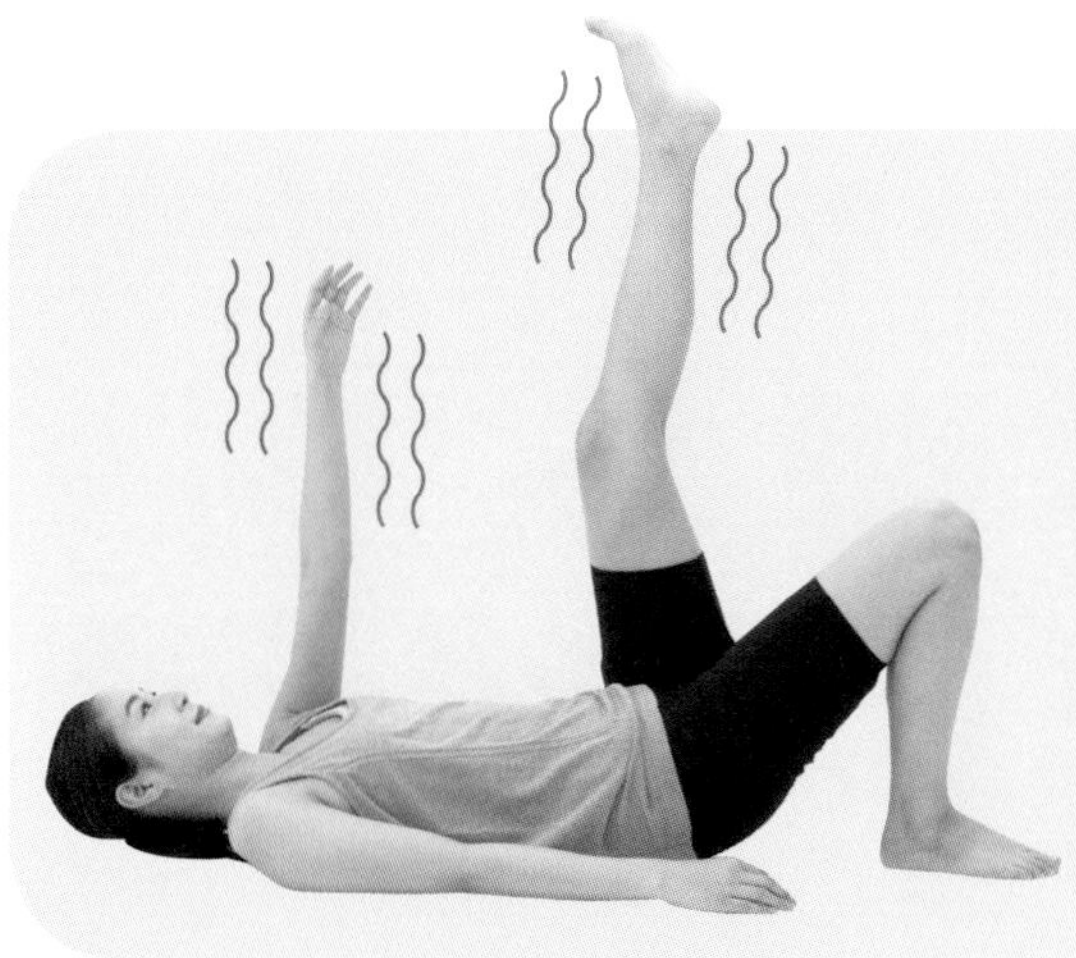

応用

両手・両足を上げるのが辛い人は、片手・片足だけでも大丈夫。片方ずつ、交互に手足をブルブルさせましょう。できるところからチャレンジしてみて。

基本のゴキブリ体操

(もっとラクなやり方)

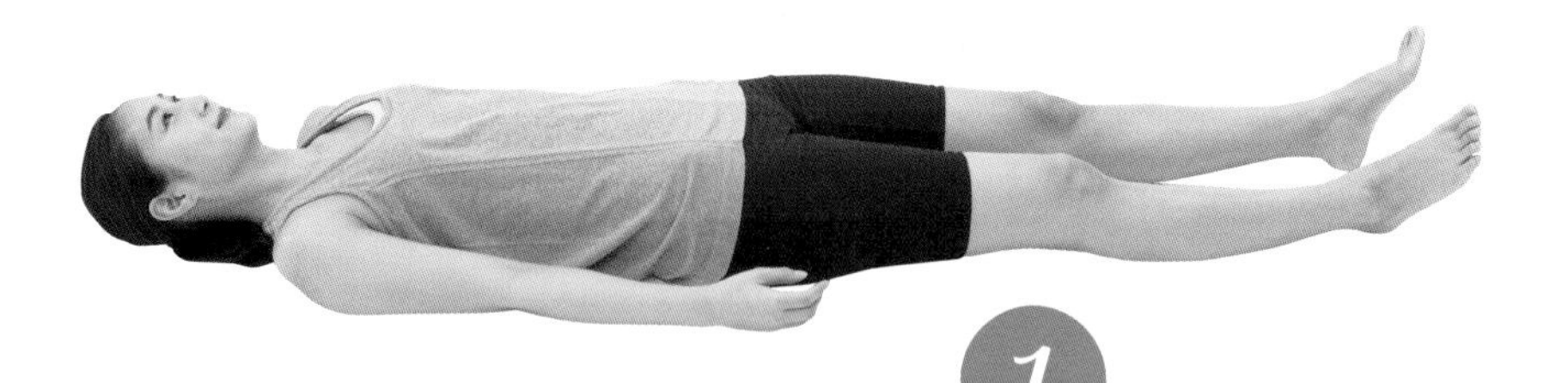

1

あおむけになって足は肩幅に開き、両手は体の脇に置きます。

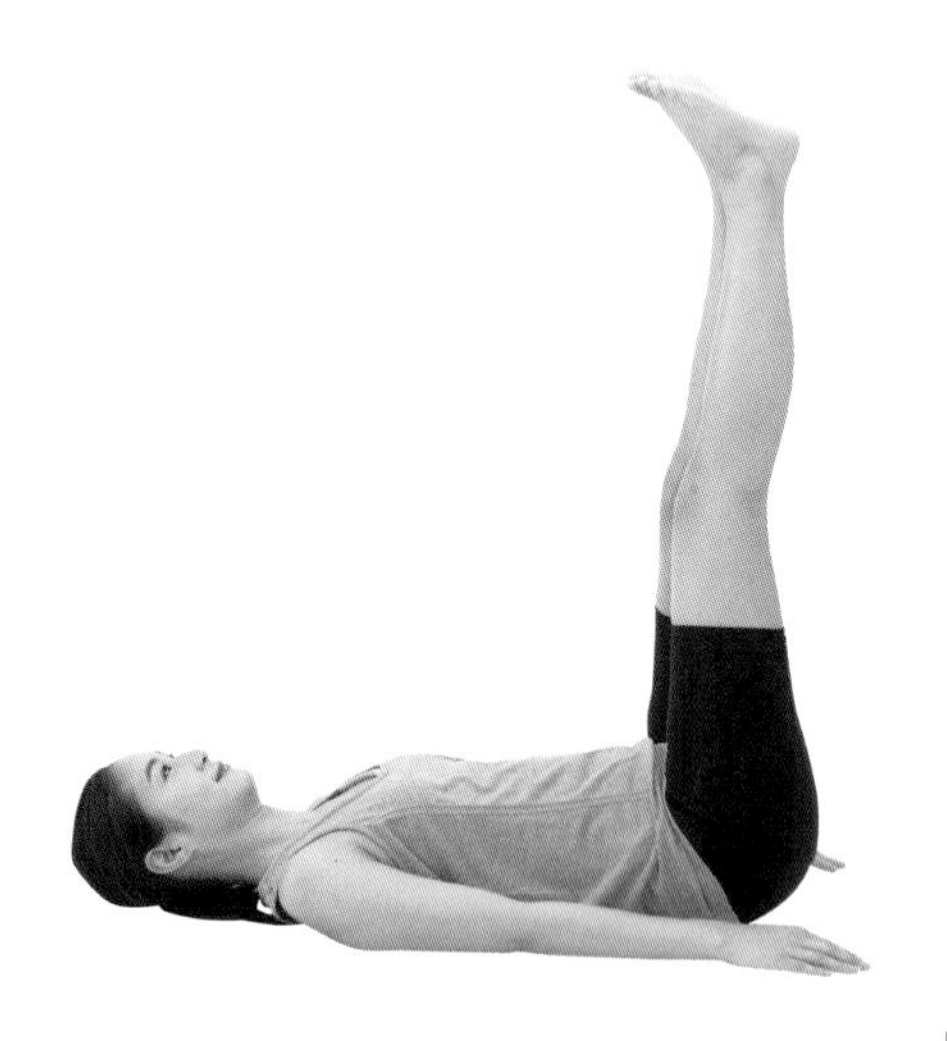

足だけを天井に向けて上げます。足は床に対して垂直になるようにします。

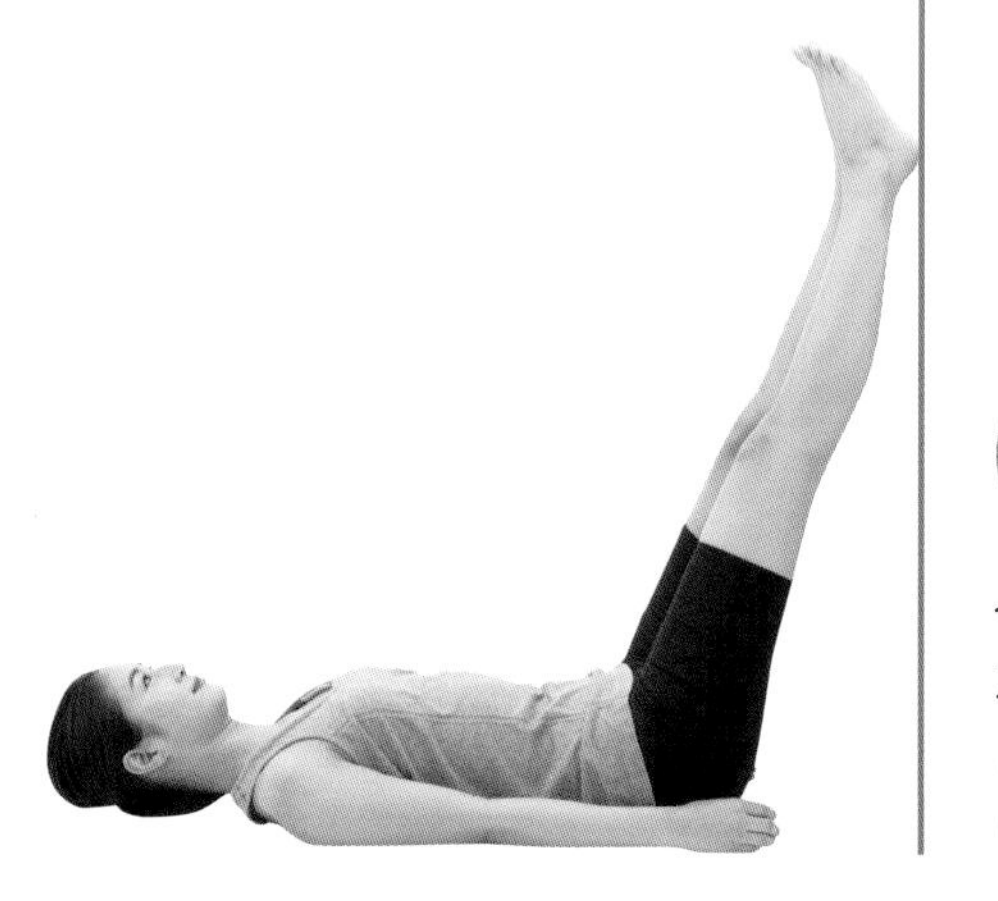

3

そのまま、両足を壁やイスに立てかけます。3～5分と少し長めに行いましょう。

基本のゴキブリ体操

（もっともっとラクなやり方）

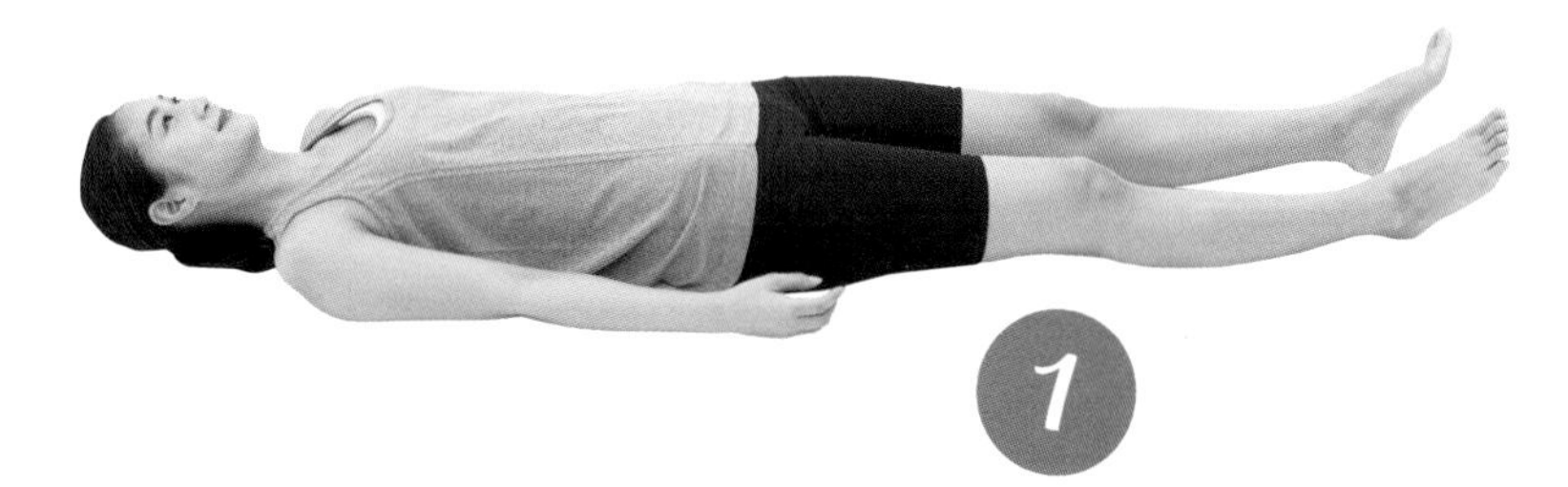

1

あおむけになって足は肩幅に開き、両足をまっすぐ伸ばします。

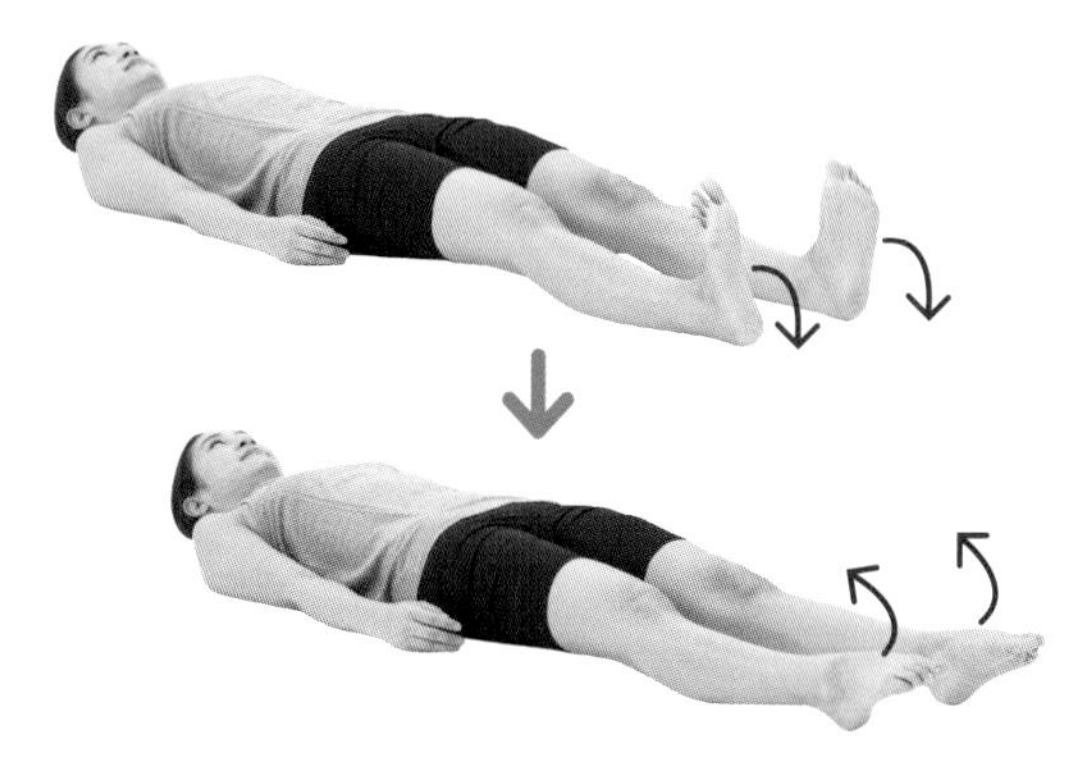

2

そのままの状態で、つま先を前後にゆっくり 10 回動かします。

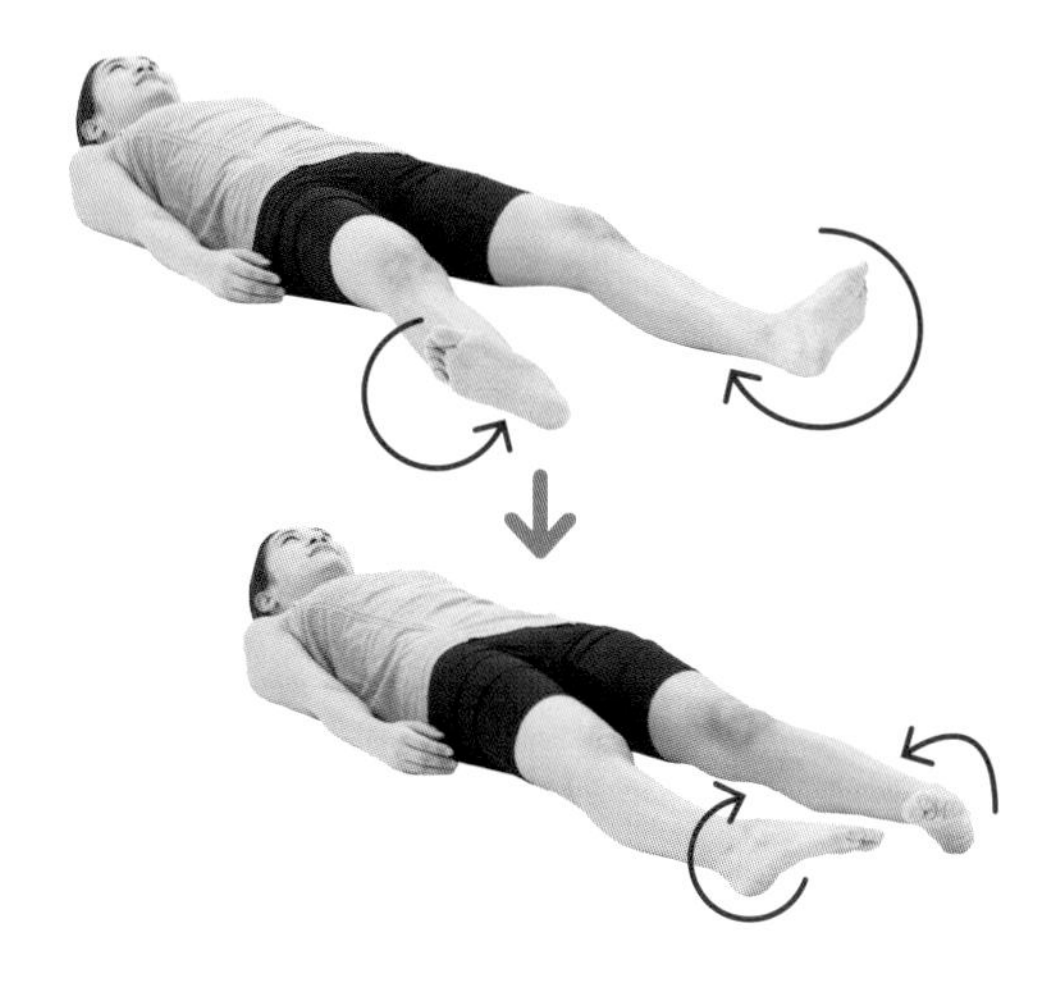

3

次につま先を外回りに5回、内回りに5回、グルグル回すことを3セット繰り返します。基本のゴキブリ体操と組み合わせて行うとより効果的。

基本のゴキブリ体操

(もっとハードなやり方)

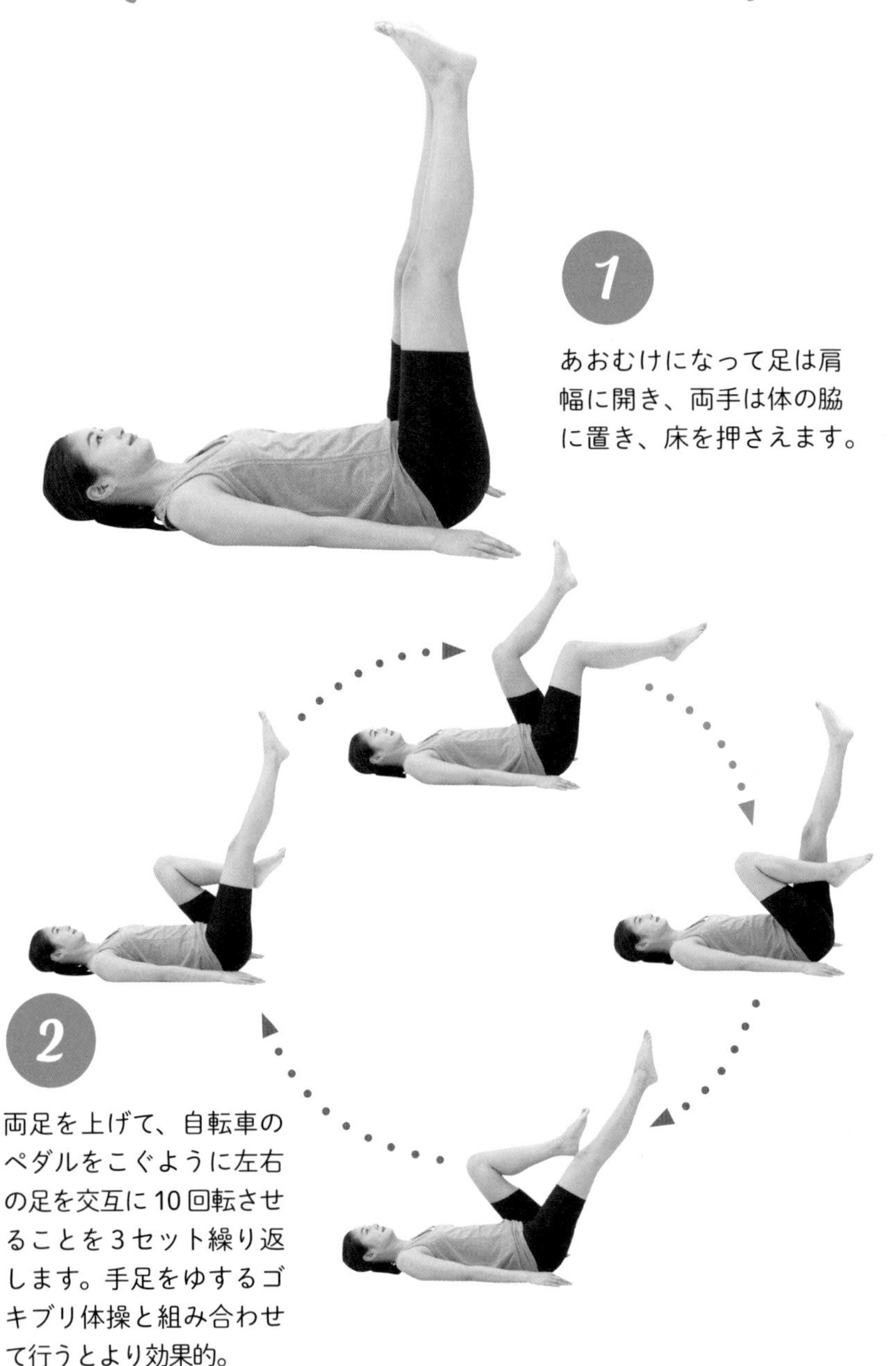

あおむけになって足は肩幅に開き、両手は体の脇に置き、床を押さえます。

両足を上げて、自転車のペダルをこぐように左右の足を交互に10回転させることを3セット繰り返します。手足をゆするゴキブリ体操と組み合わせて行うとより効果的。

もし、両手・両足を上げたままで動かすのが辛いという方は、片手・片足ずつ震わせる、または足だけ震わせる、足首を回すなどのバリエーションもありますので、そちらを試してみてください。

これがラクにできるようになったら、徐々に時間を長くしたり、回数を増やしたり、両手・両足にしてみたりと、レベルアップさせましょう。

反対に基本のゴキブリ体操が物足りなくなってきたり、より効果のある体操を試してみたいと思ったら、足を自転車をこぐ要領で回す体操にチャレンジしてみましょう。寝たまま足を回すだけですが、下半身全体を大きく使うので、少し汗ばむぐらいの運動量になります。

ここで紹介した体操はとても簡単ですが、それでも毎日続けるとそれなりに筋力がついてきて、物足りなくなってくるはずです。

とはいえ、がんばりすぎは禁物。あくまでも、**継続して毎日行うことが静脈瘤の症状を解消する第一歩**ですから、毎日続けられる範囲で行いましょう。

足の症状がラクになってきた実感がわくとさらに続けたくなりますので、ぜひ毎日こまめに行ってください。

座ったままできる足の体操は仕事の合間にできる

次は、イスに座ったまま行う体操です。イスは背もたれのあるものを用意してください。ソファーでもダイニングチェアでもよいのですが、座面が低すぎるものは避けましょう。

まずは、足首を前後に動かす「足バタバタ体操」。足を動かすと同時に深呼吸をしましょう。**深く息を吸って長く吐くことで、血液が心臓に戻りやすくなります。**

足バタバタ体操の他に、簡単にできる足首回しと、少し足の力が必要な逆自転車こぎを紹介しています。

足首は意識的に動かさないと硬くなり、足全体の血行不良につながることも。**足首回しは血行をよくし、冷えの解消にもなります。**

逆自転車こぎ体操は、太ももの筋力の強化も期待できます。太ももの筋肉にも血液を**足から心臓に戻す働きがありますから**、ぜひチャレンジしてください。

足バタバタ体操

座ったまま伸びをして、足を動かして血流を促します。前かがみになったり、ひざを大きく曲げたりするのはＮＧ。

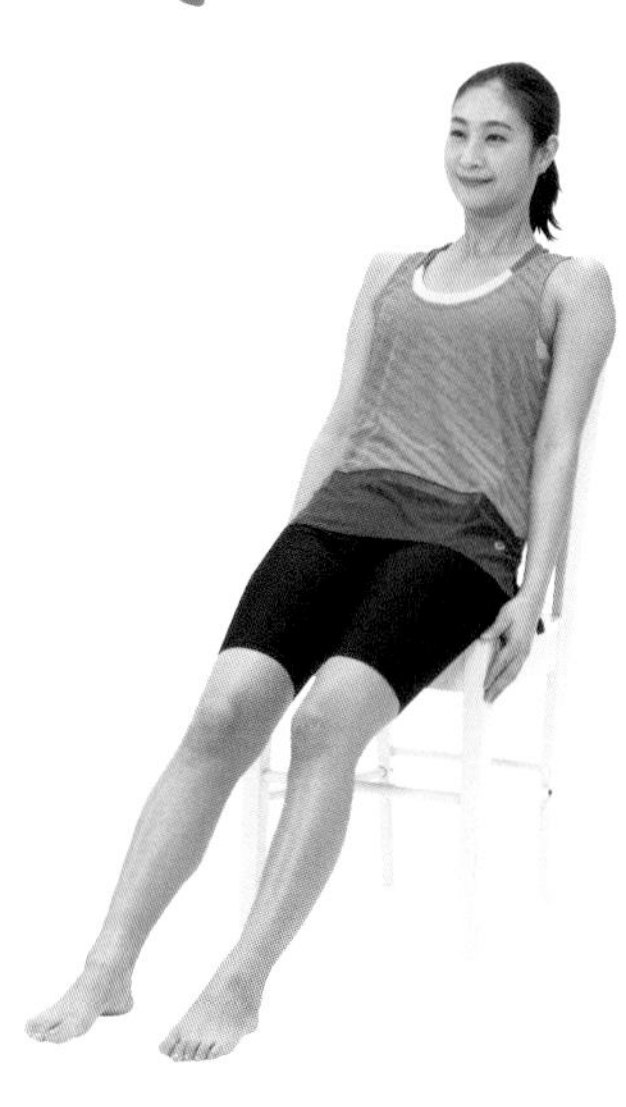

1

イスに浅く腰掛けて、背もたれに背中をつけます。足は肩幅の広さに開き、前に軽く投げ出します。

2

かかとを床につけたまま、つま先をゆっくり手前に引きます。このとき両手を上げて、上半身を軽く反らしながら深呼吸しましょう。

3

つま先をゆっくり戻し、また手前に引く動作を10回、1日3セット行います。片方ずつでも両足同時でもかまいません。

足首回し

基本の足バタバタ体操の応用です。バタバタ体操の後に足首回しも行うと、さらに効果がアップします。

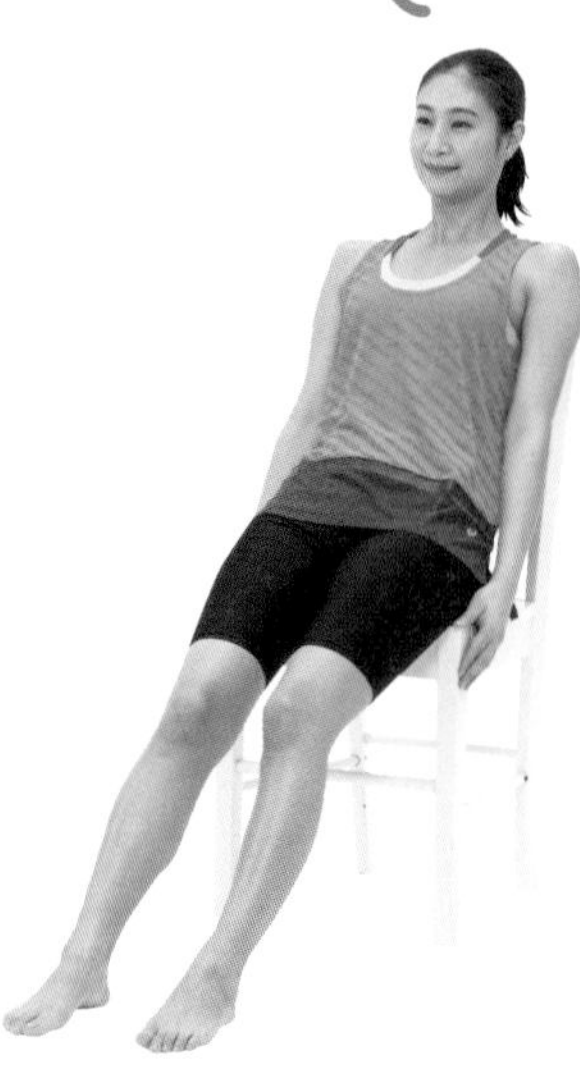

1

イスに浅く腰掛けて、背もたれに背中をつけます。足は肩幅の広さに開き、両手は座面の脇を軽く握ります。

2

つま先で円を描くように、外回り、内回りとグルグル回します。

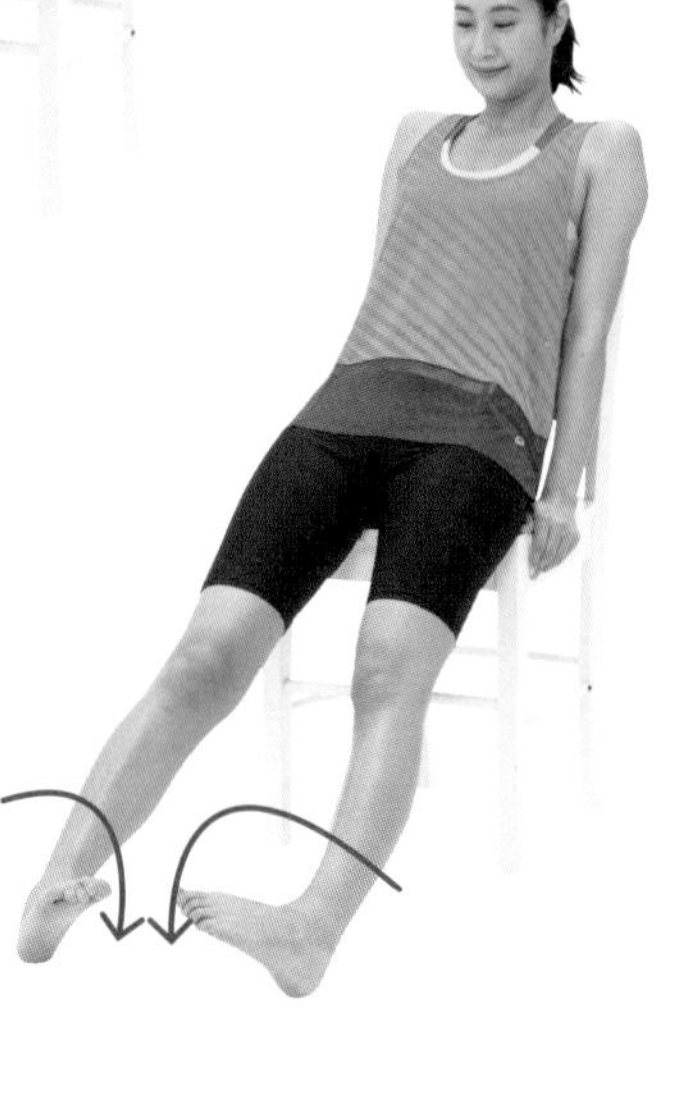

3

それぞれ5回ずつ1日3セット行います。片方ずつでも両足同時でもかまいません。

逆自転車こぎ

足全体を使った体操です。足バタバタ体操や足首回しと一緒に行うと、より効果があります。「1、2！1、2！」と声に出すとやりやすいでしょう。

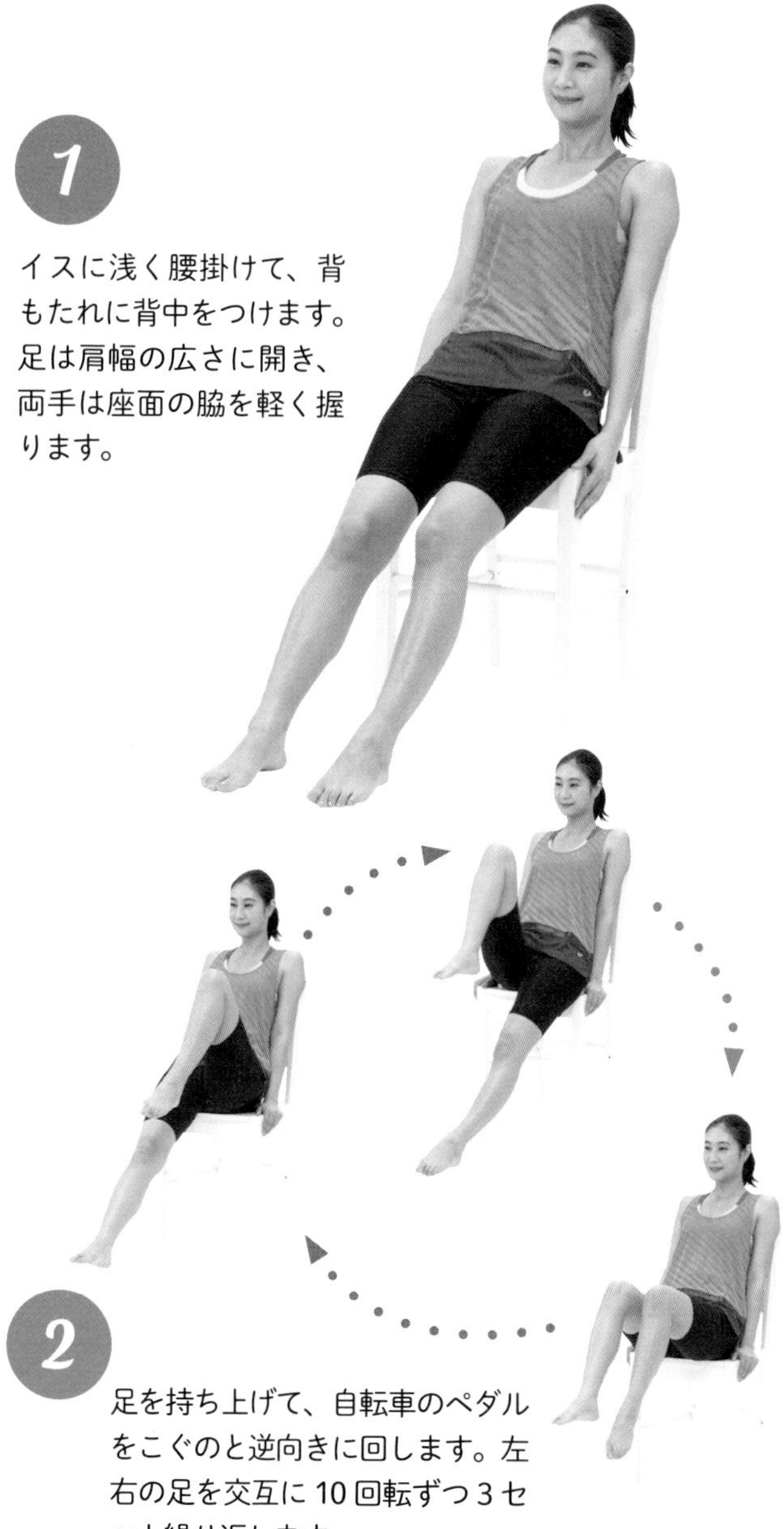

1

イスに浅く腰掛けて、背もたれに背中をつけます。足は肩幅の広さに開き、両手は座面の脇を軽く握ります。

2

足を持ち上げて、自転車のペダルをこぐのと逆向きに回します。左右の足を交互に10回転ずつ3セット繰り返します。

立ったまま行う体操は家事や仕事のちょっとしたスキマ時間に

むくみなど足の不快な症状は、本来なら心臓に戻るべき血液が足にたまってしまうことで起こるもの。ですから、立っている姿勢はできるだけ避けるに越したことはありません。

そうはいっても、家事や仕事など日常生活で立っている場面はたくさんあります。実際、下肢静脈瘤がある患者さんは立ち仕事の方が多く、みなさん「仕事を辞めることはできない……」と悩んでいらっしゃいます。

そこで、立ったままでも足の血液を心臓に運びやすくする体操をいくつかご紹介します。「つま先立ち体操」は、**ふくらはぎを動かして筋ポンプ作用を促します。**「ちょこっとスクワット」は、**太ももとふくらはぎの筋肉を動かす体操です。**

イスやテーブルなど、安定してつかまっていられるものがあればどこでもできるので、ぜひ覚えてください。

つま先立ち体操

料理や洗い物をしながらできる体操です。立ち仕事の方も比較的取り組みやすいでしょう。ふくらはぎを意識して行います。

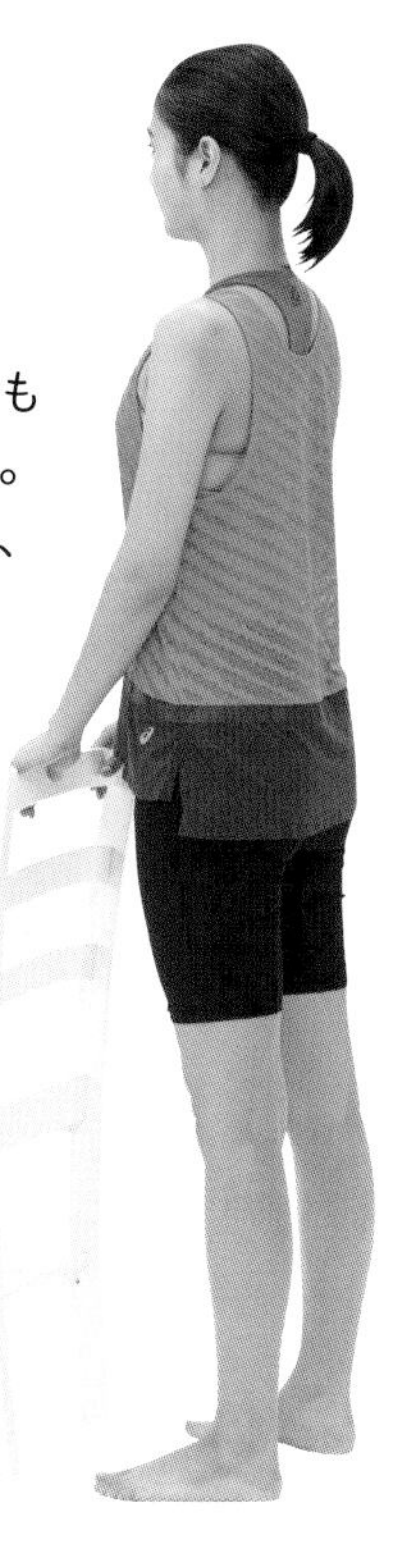

1

机やイスなど安定したものを両手でつかみます。足は肩幅の広さに開き、背筋を伸ばします。

2

両足のかかとをゆっくり上げてつま先立ちになったら、ゆっくり元に戻します。これを10回繰り返します。

（ちょこっとスクワット）

下半身に少し負荷をかけて、太ももからふくらはぎの筋肉に働きかけます。キツいと感じるかもしれませんが、できる範囲で続けてみましょう。

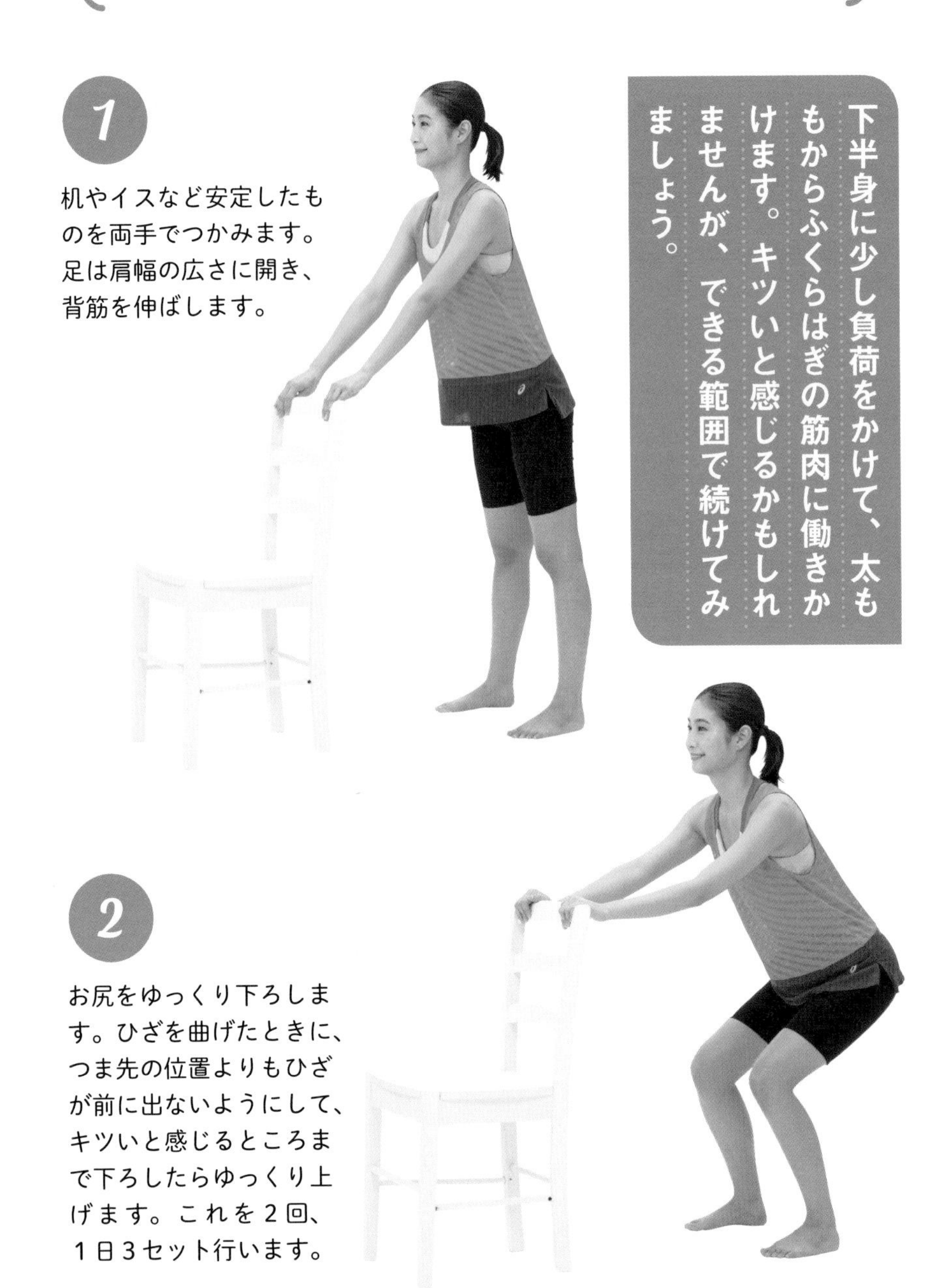

1

机やイスなど安定したものを両手でつかみます。足は肩幅の広さに開き、背筋を伸ばします。

2

お尻をゆっくり下ろします。ひざを曲げたときに、つま先の位置よりもひざが前に出ないようにして、キツいと感じるところまで下ろしたらゆっくり上げます。これを２回、１日３セット行います。

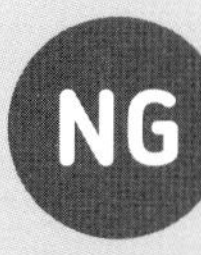

ひざを曲げたときに、つま先の位置よりもひざが前に出てしまっています。腰を引いて、つま先よりひざが出ないように。

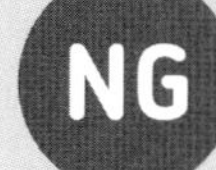

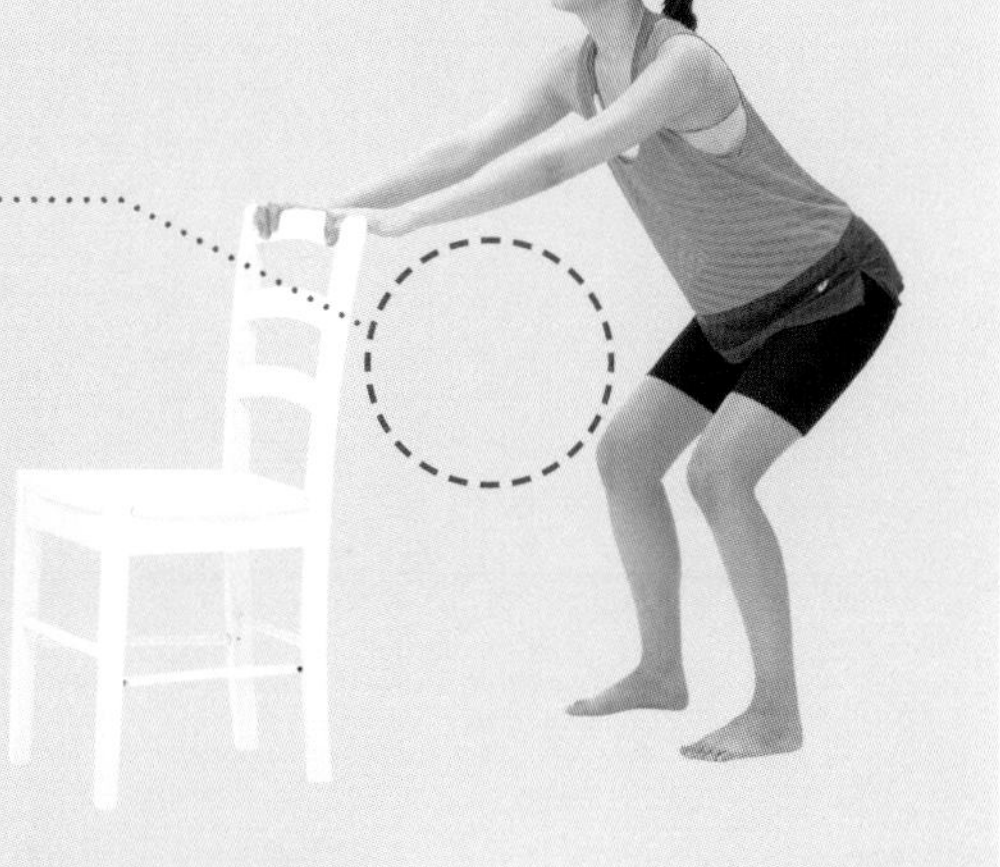

イスからはなれすぎていて、うまく腰を下ろせません。少し腕にゆとりが出るくらいの位置に立つようにします。

Point

はじめのうちは、どうしてもひざが前に出てしまうので、鏡を見て確認しながら行うといいでしょう。また、背中が丸くならないよう気をつけて。

やさしくさするマッサージで血流を促し、足のむくみをとる

セルフケア3本柱の2つ目、足のマッサージについて説明しましょう。

肩こりがひどいときや全身に疲れがたまっているとき、街のマッサージ屋さんに行くことがあると思います。お店では、もむときの強さを希望でき、疲れていると「もっと強く押してください」などと注文すると思いますが、**下肢静脈瘤のむくみを改善するためのマッサージは、強くもむ必要はありません。**

ふくらはぎが疲れていたりすると、ついつい力を入れて押したくなりますが、むくみを解消するためには、**手のひら全体を使って足をさする**ようにしましょう。

下肢静脈瘤を改善するマッサージは、「リンパドレナージ」がもとになっています。リンパドレナージとは、フランス語で「リンパ排出」のこと。おもに、がん治療の合

併症である「リンパ浮腫」に対処するために医療現場で行われています。**やさしくさするようなマッサージで、リンパ液の循環と老廃物の排出を促します。**

街中のリラクゼーションサロン等でリンパマッサージを標榜しているところがありますが、ほとんどの場合、医学的根拠がない自己流のマッサージです。正式なリンパドレナージは、医師や看護師、理学療法士、作業療法士など国家資格を持つ者が特別なトレーニングを受けて行っています。

ここで紹介するのものは、足を下から上にさするだけなのでデスクワークの合間や、家で床に座ってリラックスしているときに行ってもいいでしょう。さらに効果が出やすいのは、入浴後の体が温まっているときです。入浴時に湯船につかりながらマッサージするのもおすすめです。

下肢静脈瘤ではなくても、足がだるかったり、むくみが辛いという方もぜひ行ってください。

足マッサージのやり方

昼間と夕方、または夜など1日2回行いましょう。ひざから上と、ひざから下に分けてさすります。

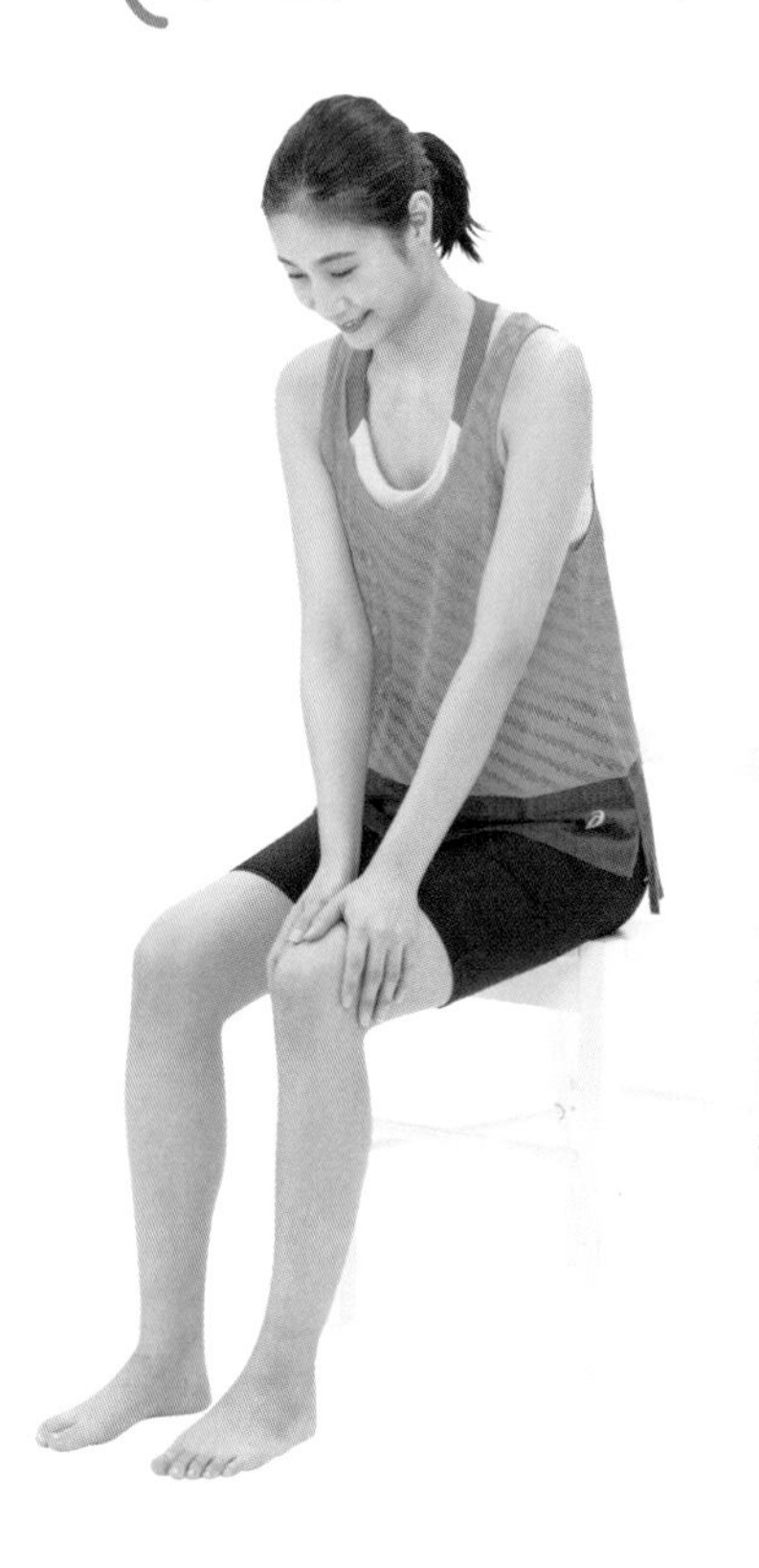

1

イスに浅く腰掛けるか床に座って、片方のひざのやや上に両方の手のひらを当てて覆います。

2

ひざから足の付け根に向かって、手のひら全体を足に密着させるように太ももをさすります。付け根まできたらひざに戻り、再び足の付け根までさすります。これを1分ほど繰り返します。

①と同じ足の足首に両手を当てます。

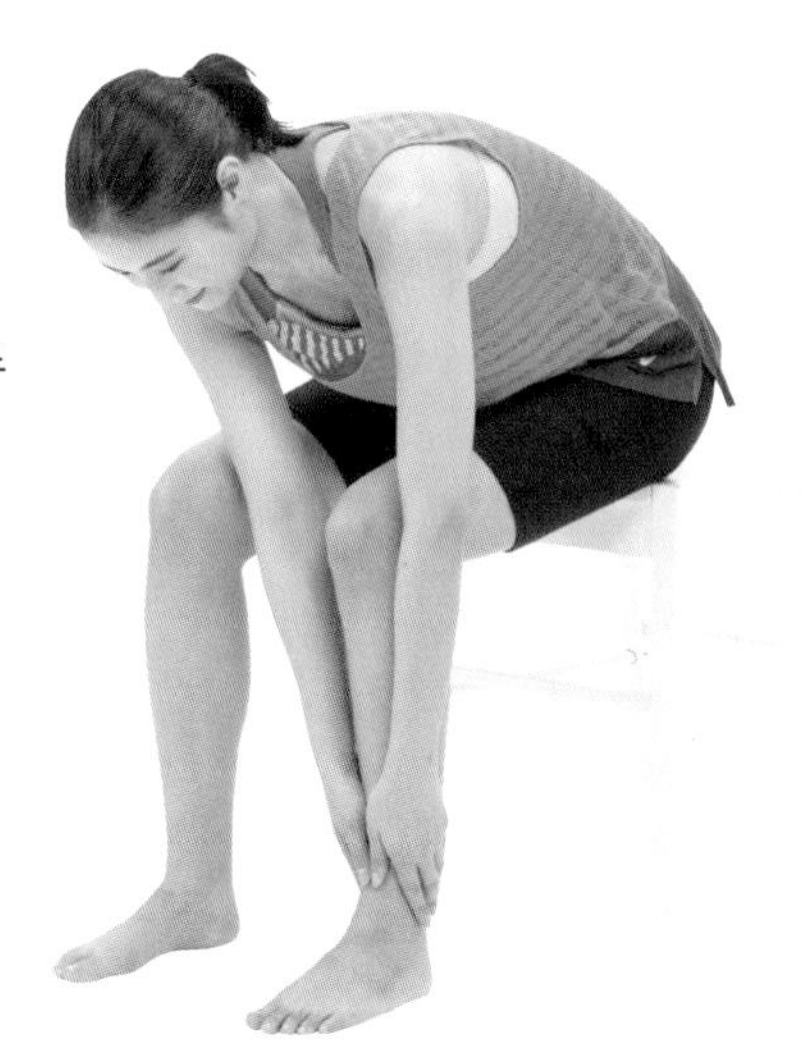

足首からひざに向かって、太ももと同じようにふくらはぎをさすります。手のひら全体を密着させ、皮膚の表面をこするような感じで、一方通行で動かしましょう。これを2分ほど繰り返します。
片足が終わったら、反対側の足も同じように太もも→ふくらはぎの順番に再度マッサージを行います。

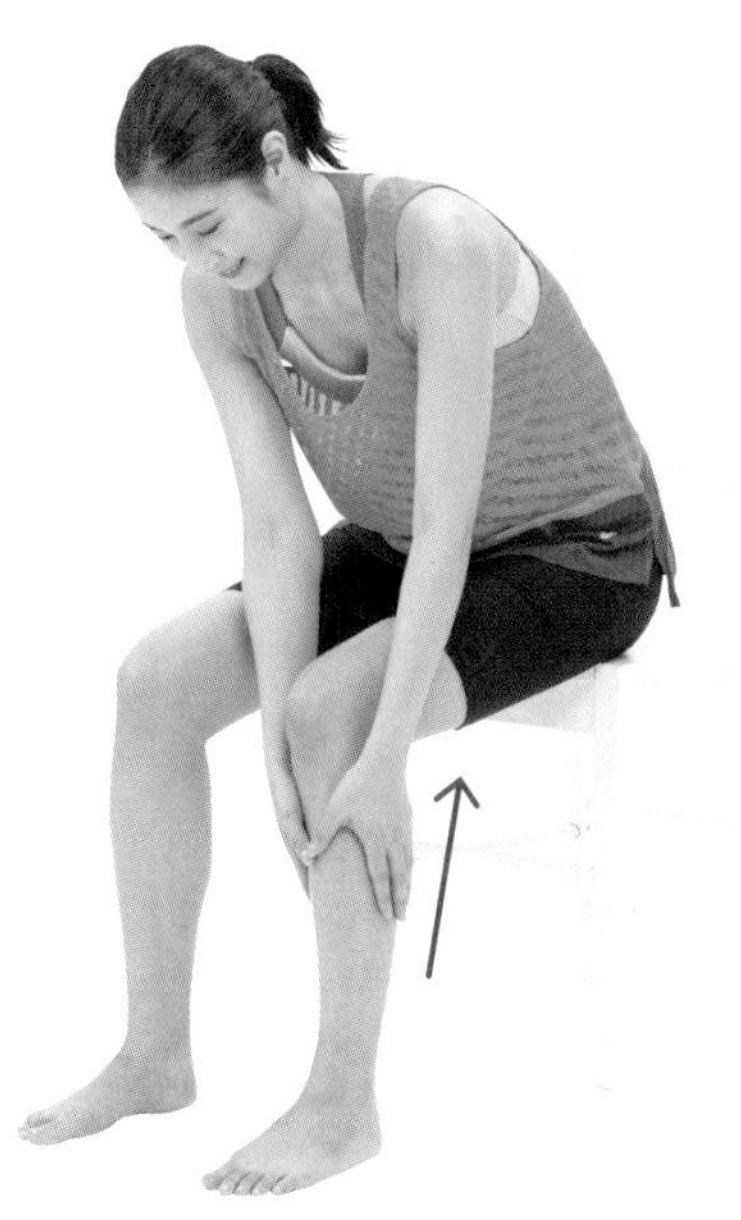

弾性ストッキングでむくみやだるさを解消して足スッキリ

弾性ストッキングとは、弾力性のあるストッキングのことです。足首にいちばん強い圧力がかかり、上に向かって圧力が弱くなる段階的圧力構造で、**締めつける力によって、足に滞った血液の流れを促す効果があります。**ときどき「スポーツ用のサポーターでもいいですか？」という質問がありますが、サポーターは段階的圧力構造ではないのであまり効果は期待できません。

弾性ストッキングには、ドラッグストアなどで購入できる市販品と、医療機関で処方される医療用の2種類があります。市販品は着圧ソックスや着圧ストッキングと呼ばれていて、医療用に比べると締めつける力が弱いですが、手軽に購入できます。圧力が強いのは医療用。ただし圧力が強いぶん、皮膚が弱い方は密着によってかぶれることもあります。

足のむくみやだるさが軽ければ、まず市販品を1～2週間試してみましょう。効果がなかったり、悪化したりした場合は、医療機関を受診しましょう。

弾性ストッキングは種類がたくさんあります。**自分にどれが合うかは、形状、サイズ、圧迫圧の３つをチェックしましょう。**

形状には、ハイソックスタイプ、太ももまでのストッキングタイプ、おなかまで覆うパンティストッキングタイプがあります。ハイソックスタイプとストッキングタイプには、つま先のないものがあります。効果はほぼ同じなので好みで選びましょう。

サイズは、足首やふくらはぎの太さ、靴のサイズなどによって選びます。製品によって選ぶ基準が異なるので、自分に合ったサイズを選びましょう。

圧迫圧は、代表的なものとして弱圧、弱中圧、中圧、強圧があります。市販品はほとんどが弱圧～弱中圧です。慣れないと弱圧でもかなりきつく感じます。通常は、弱めの圧から試して、物足りなければ強めの圧を選びます。

弾性ストッキングは、基本的に昼間立っているときにはきます。**朝起きてはき、入浴するときに脱ぐのがベストです。**はくのが苦手な人は、職場に行ったらはいて、仕事が終わったら脱ぎ、休日ははかなくてもかまいません。

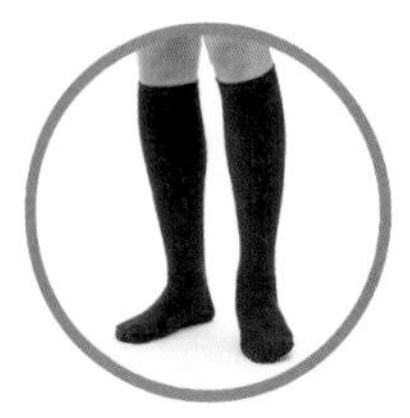

弾性ストッキングの選び方

選び方

はきやすいタイプを選ぶ

ハイソックスタイプ、ストッキングタイプ（太ももまで）、パンティストッキングタイプ（おなかまで）があります。効果に大きな違いはありません。はきやすいのはハイソックスタイプ。

選び方

ピッタリサイズを選ぶ

足首やふくらはぎの太さを測り、各製品のサイズ表にしたがって選びます。足首とふくらはぎで選ぶサイズが違う場合は足首の太さに合わせましょう。

選び方

圧力の強さを選ぶ

圧力は弱圧〜強圧があります。中圧が基本ですが、初めてはく場合は弱圧から試すのがいいでしょう。一般的に市販品の方が医療用より圧力が弱くなっています。

弱圧	弱中圧	中圧	高圧
20mmHg （27hPa）未満	20〜30mmHg （27〜40hPa）	30〜40mmHg （40〜53hPa）	40〜50mmHg （53〜67hPa）

※ mmHgもhPa（ヘクトパスカル）も圧迫圧単位で、併記されている場合が多いです。

弾性ストッキングのはき方

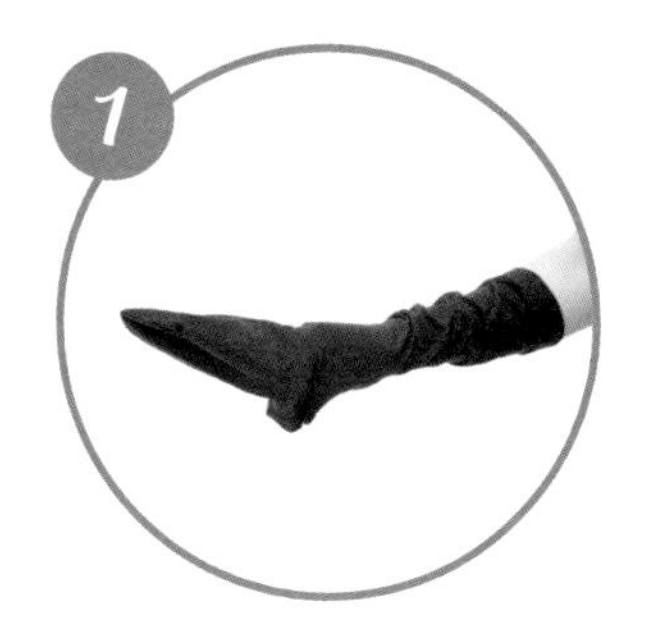

ストッキングの中に手を入れて、内側からかかとの部分をつまみます。

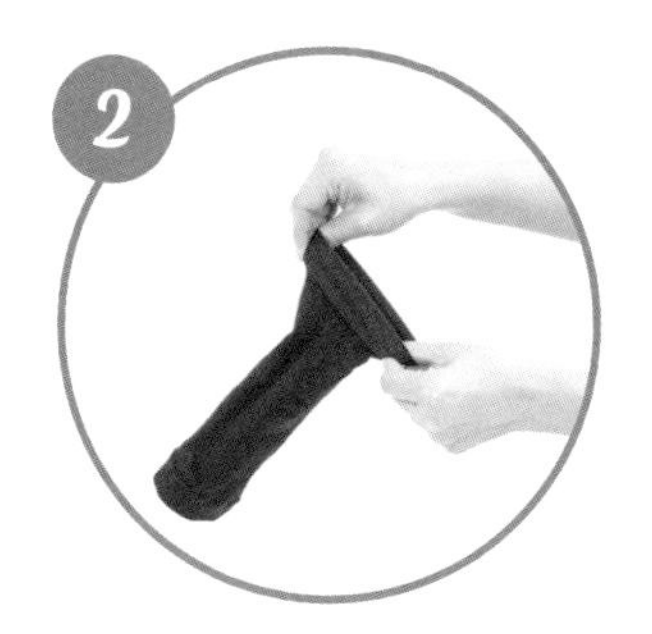

かかと部分をつまんだまま、ストッキングをかかと部分までひっくり返したら、かかとが下になるようにして、はき口を左右に広げます。

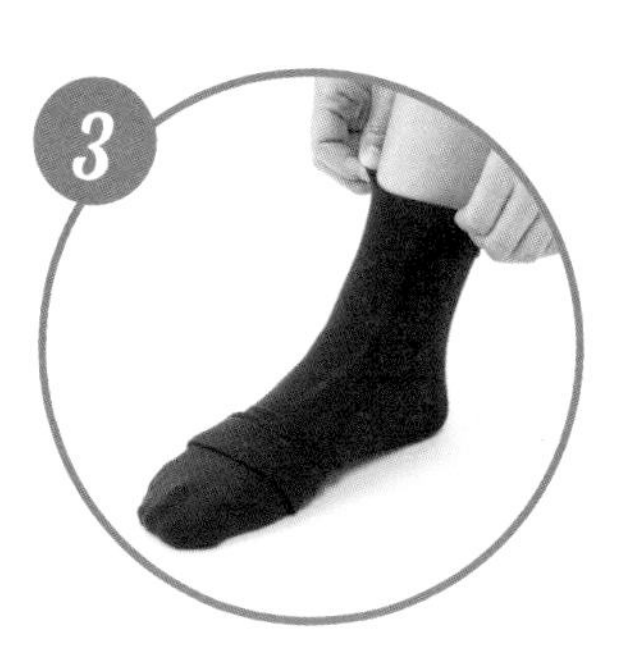

広げたはき口に足を入れてストッキングと足のかかと部分を合わせます。

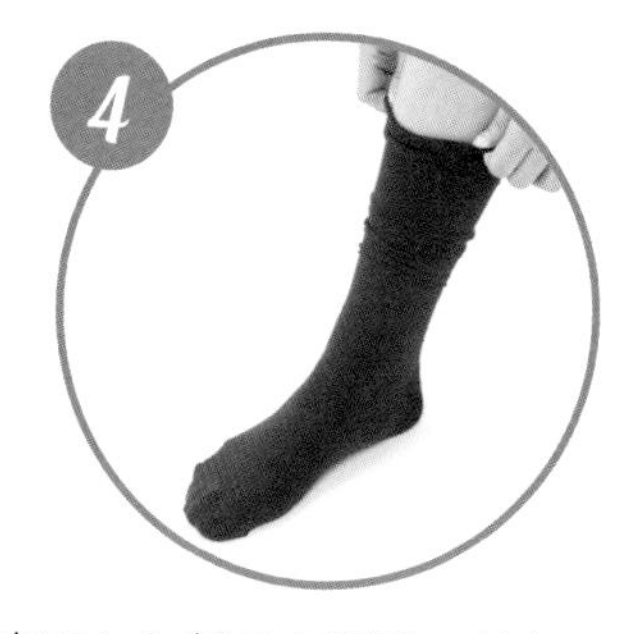

裏返した部分を両手で持ち、ひざに向かって表に返しながらはきます。

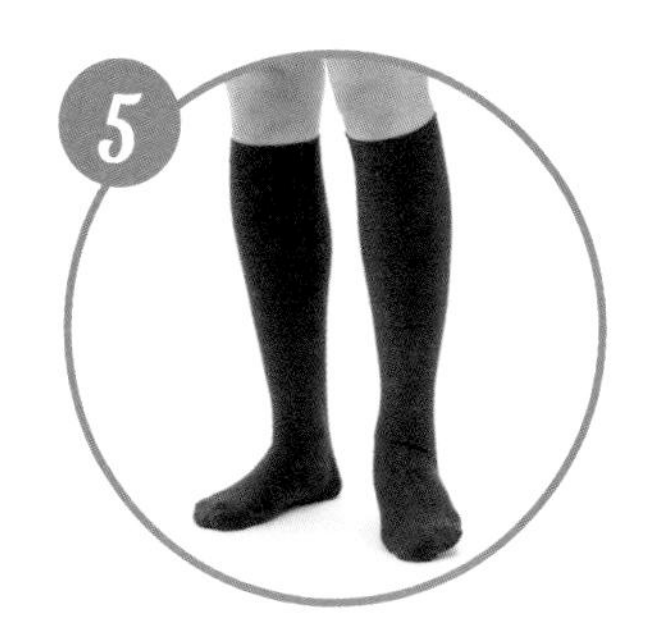

全体にシワが寄らないように調整します。

生活習慣を見直して血流アップのために日々の工夫を

下肢静脈瘤の症状を軽減するには、足の血流をよくすることが第一です。発症する原因のひとつにもなる立ちっぱなしや座りっぱなしの状態は、足に血液をうっ滞（停滞した状態）させる要因になります。そうならないよう、体操やマッサージ以外でも日常生活で工夫できることがあります。

まずは歩くこと。**ふくらはぎの筋肉は足を動かすと縮んだりゆるんだりして血液が心臓に戻るのを助けます。**これを筋ポンプ作用といい、ふくらはぎが「第二の心臓」と呼ばれる理由です。

歩くのは1日20分程度、ゆっくりでいいので毎日続けましょう。足がむくみやすくなる午後から夕方にかけて歩くのがベストですが、むずかしい方は自分のライフスタイルに合わせてください。仕事をしている方なら、会社までのひと駅分を歩いたり、エレベーターやエスカレーターではなく階段を使ったりするのもいいでしょう。

最近はリモートワークで家で座りっぱなしだという方がいます。座りっぱなしも下肢静脈瘤が悪化する要因です。お昼休みに散歩をすると、気分転換も兼ねることができます。

また、休息のとり方でも下肢静脈瘤を改善することができます。それは、足を高くした状態で休むこと。**ソファーで横になり、足の下にクッションなどを入れて足の位置を高くしましょう。**できれば1～2時間に1回、5～10分を目安に休むようにするといいでしょう。

入浴もシャワーだけで済ませていると血流が悪くなることがあります。ぬるめのお湯にゆっくりとつかり、足のマッサージをするといいでしょう。食事も、塩分を摂りすぎると足がむくみます。体を締めつけるきつい服や補整下着は静脈の血液が心臓に戻るのに悪影響があります。下肢静脈瘤は環境によってなりやすい病気なので、**生活習慣を改善すると、劇的によくなることがあります。**

（ウオーキング）

足の筋肉を使うと、血行がよくなり足のむくみやだるさが解消されます。自分に合った靴を選んで、散歩気分で歩く習慣をつけましょう。

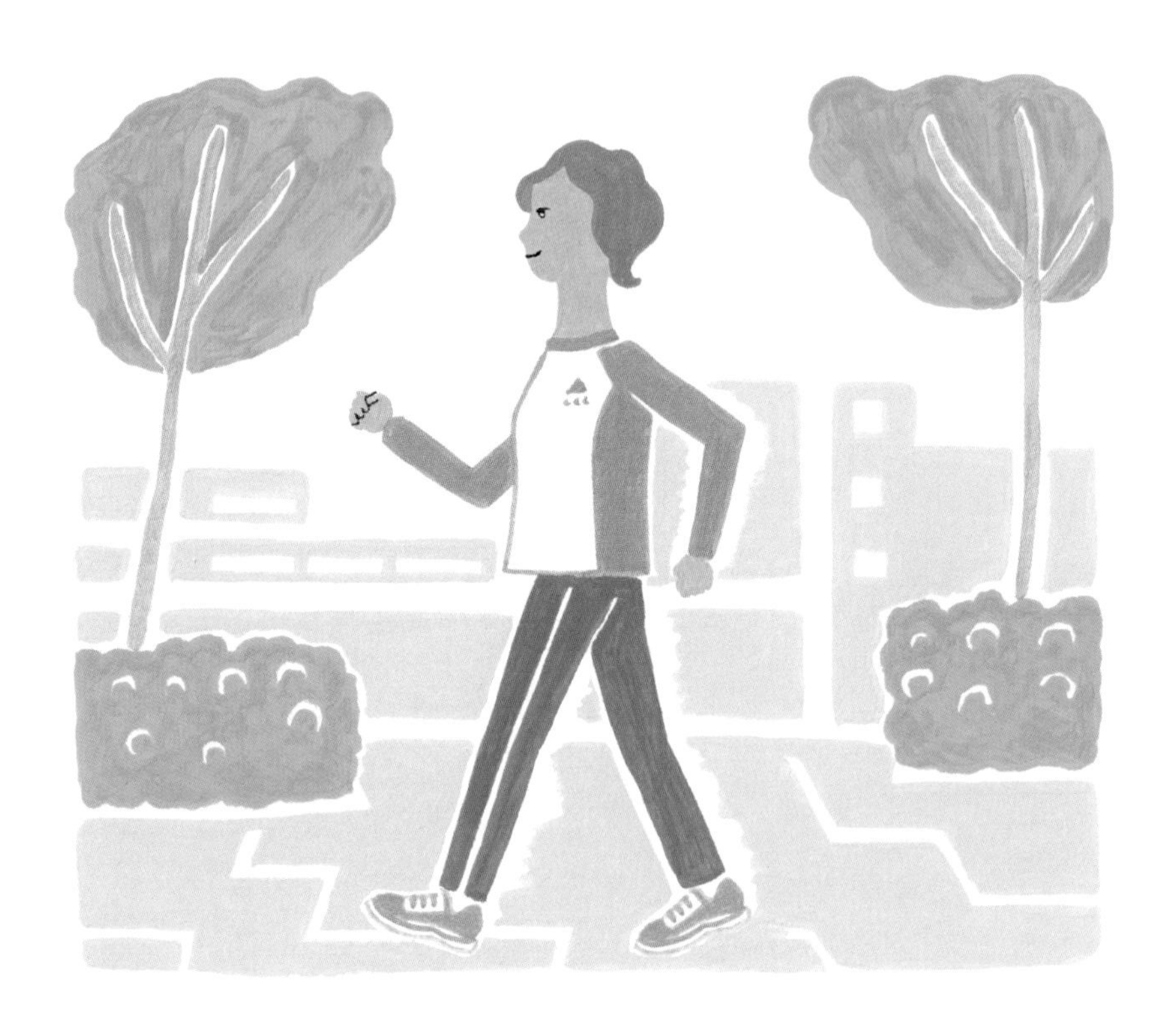

ポイント

大股でスタスタ歩きましょう。ふくらはぎの収縮が強くなります。

ポイント

歩く時間は20分程度が目安です。長続きするためには無理は禁物。

ポイント

足の不快な症状が出やすくなる午後から夕方にかけて歩きましょう。

足を高くして休む

足を心臓よりも高い位置にすると、血液が心臓に戻りやすくなります。テレビを見たり本を読んだりしながらでもできます。

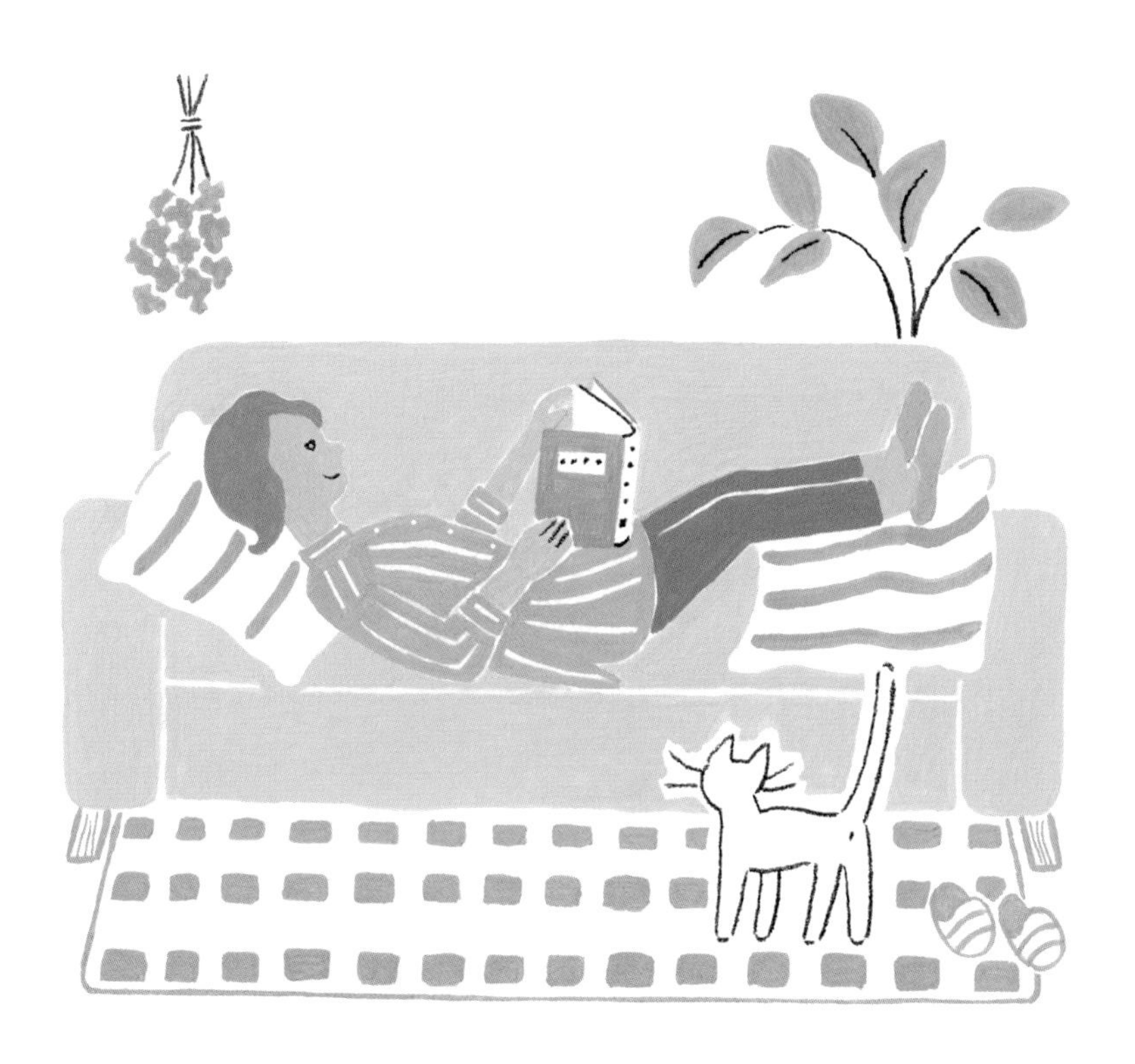

ポイント

クッションや座布団を足の下にしき、足を心臓より高い位置にしましょう。

ポイント 2

1回5～10分程度が目安です。時間があるときはそのまま少し眠っても。

ポイント 3

横になれないときは、イスに座って足を伸ばして台などに載せるだけでも。

血液循環をよくする入浴は湯温がポイント

毎日の入浴は血行改善に直結する生活習慣です。ここでは効果的な入浴法を紹介します。

入浴が血行改善に効く理由は2つあります。

ひとつは温熱作用です。**湯船につかって体が温まると毛細血管が開き、全身の血液循環がよくなります。**そのため、むくみやだるさを解消でき、体の疲れがとれるのです。入浴剤などを入れると、さらに保温効果や香りによるリラックス効果が得られます。炭酸ガス入り入浴剤は、血行促進効果が高くおすすめです。

もうひとつは水圧作用です。**湯船につかると水による圧力がかかり、足にたまった老廃物を含む血液が心臓に押し戻されるのです。**肩までつかるより、長時間つかっていられる半身浴が◯。

ここで気をつけたいのが、お湯の温度。熱すぎるお湯につかると血管が収縮し、実は逆効果になってしまうのです。

血行改善に効果的なお湯の温度は40度ぐらいといわれています。湯船の中で足のマッサージを行えば、血流はさらにアップします。「熱いお湯じゃないとお風呂に入った気がしない」という方がいらっしゃいますが、**42度以上の熱いお湯は血圧を一気に上昇させ、ヒートショックを起こすことがあるので危険です。**ぬるめのお湯にじっくりつかるように心がけましょう。

夏場はシャワーだけですませる方もいますが、夏も冷房の影響や冷たいものの取りすぎで、意外と体は冷えています。しっかり湯船につかって、血行を促進させましょう。

ぬるめのお湯につかると、副交感神経が働くのでリラックス効果も期待できます。すると、夜も快適に眠れます。翌朝には、足のむくみやだるさも軽くなっていることでしょう。

入浴法

お風呂の入り方をひと工夫すれば、さらに血流アップ！　足の不快な症状がある方は、シャワーではなく湯船につかりましょう。

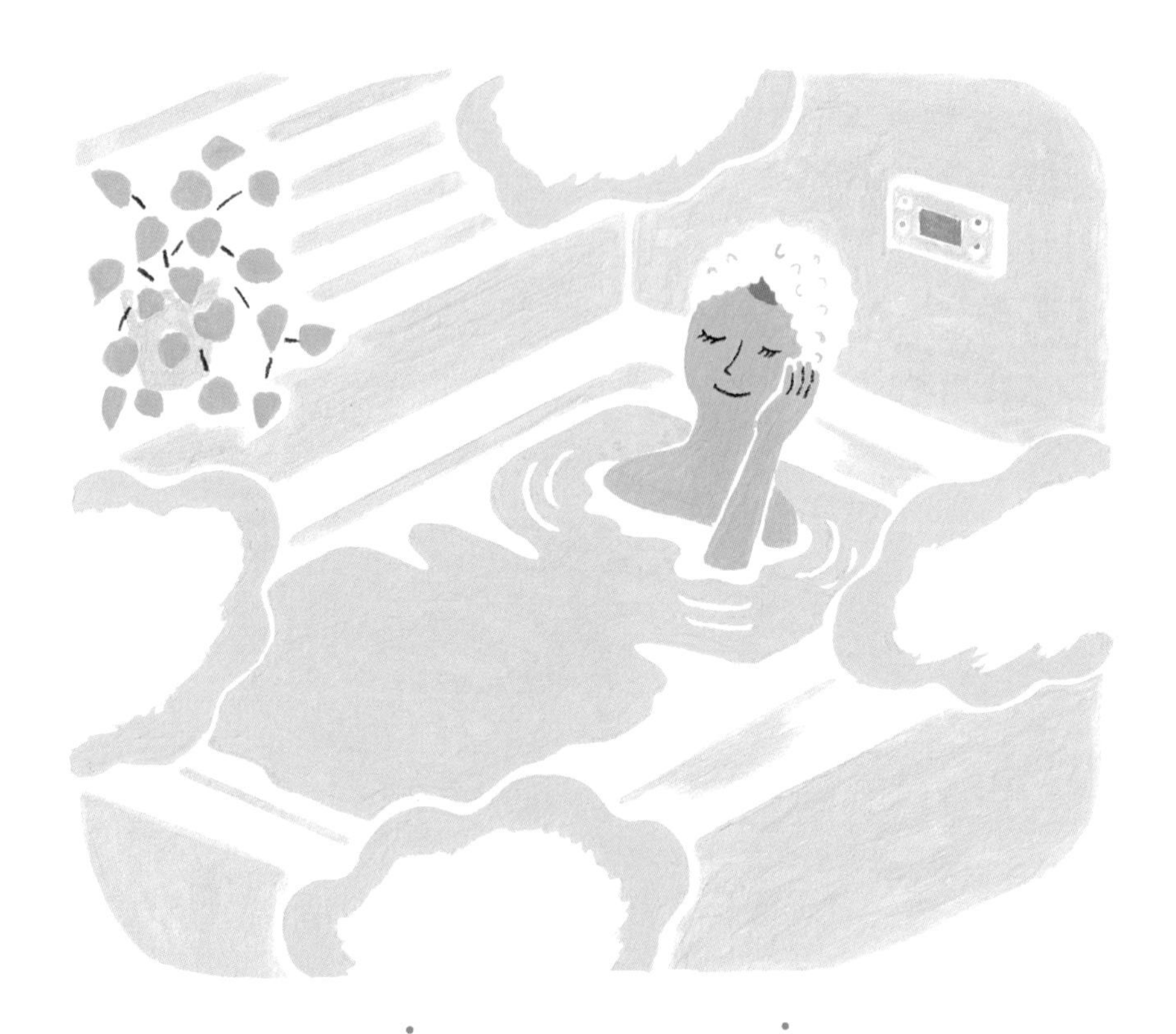

ポイント

お湯の温度は 40 度ぐらい。ぬるめのお湯で半身浴を。

ポイント

湯船で足を伸ばすだけでも、血液が循環しやすくなります。

ポイント

湯船につかりながら足をマッサージをすると、効果大！

理想のパターン

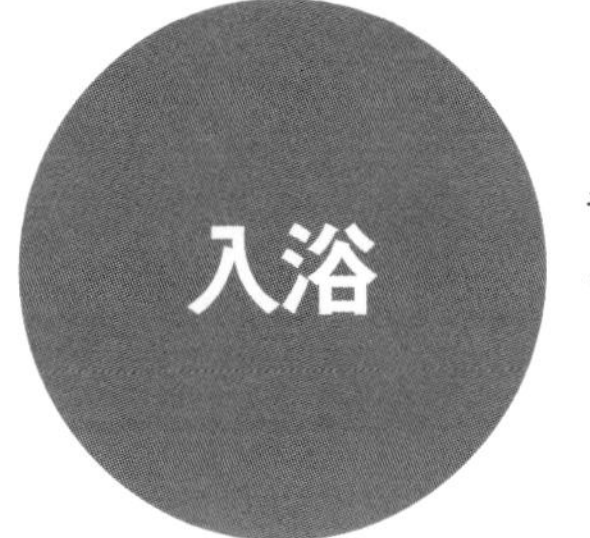

半身浴で血のめぐりをよくします。あがったら、足を上げて10分ぐらい休憩を。

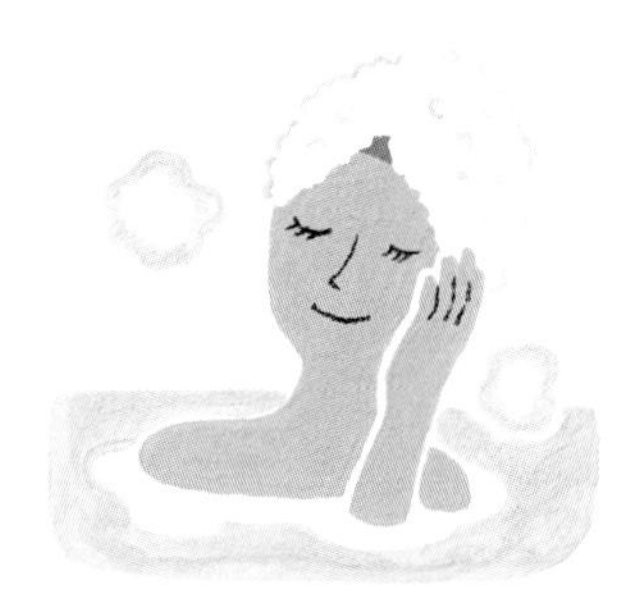

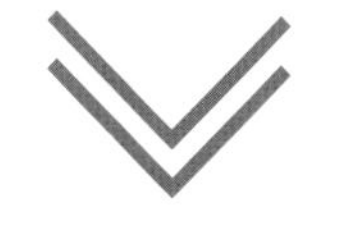

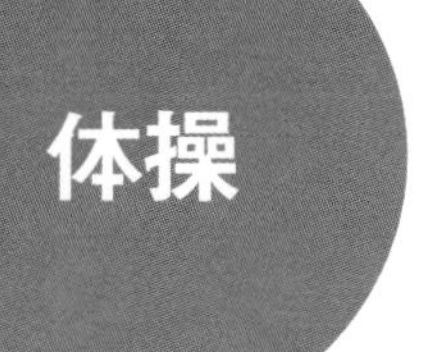

血流がよくなったタイミングで体操することで、血液が心臓に戻りやすくなります。

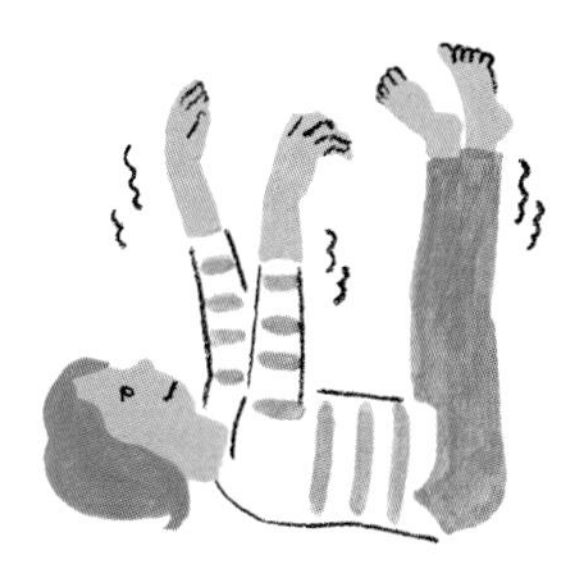

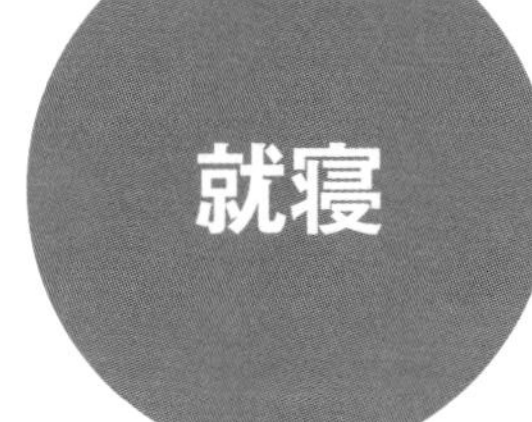

体がポカポカしているときに床に就くと、ぐっすり眠ることができます。

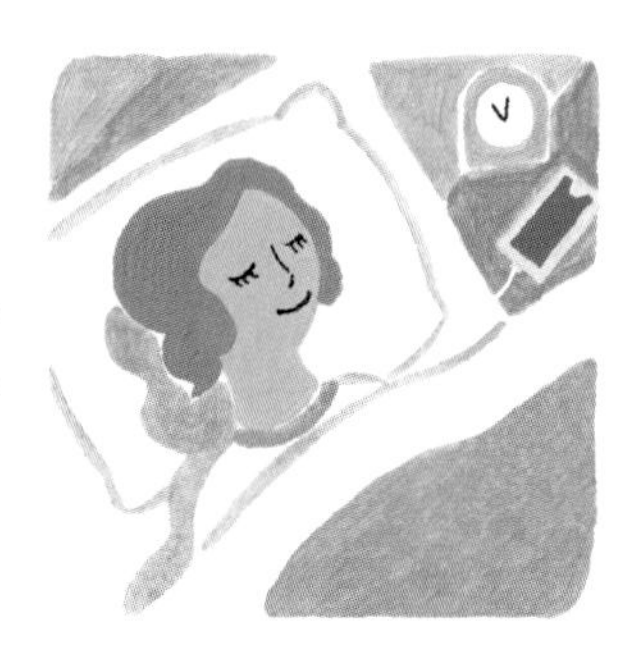

栄養バランスに偏りのない食事を心がけて。塩分の摂りすぎはむくみに直結する

「下肢静脈瘤に効く食べ物はありますか？」と、患者さんから聞かれることがあります。残念ながら、下肢静脈瘤にはこれが効く！　という食材はありません。しいていえば、さまざまな食べ物をバランスよく食べることぐらいです。

ただし、足のむくみに関しては塩分の摂りすぎが影響することがあります。

私たちの体は、塩分濃度を一定に保とうとする働きがあります。そのため、**塩分を摂りすぎると、濃度を薄めるために水分を体にため込むのです。**これがむくみになります。塩分の摂りすぎには注意しましょう。

また、むくみたくないからといって水分を控えるのは間違いです。健康ならば余計な水分は尿で排出されますし、水分が足りないときは喉の渇きというシグナルが出ます。水分が体にたまる＝むくむのは血液の循環がよくないから。水分を控えるのではなく、血流アップを心がけましょう。

塩分でむくむしくみ

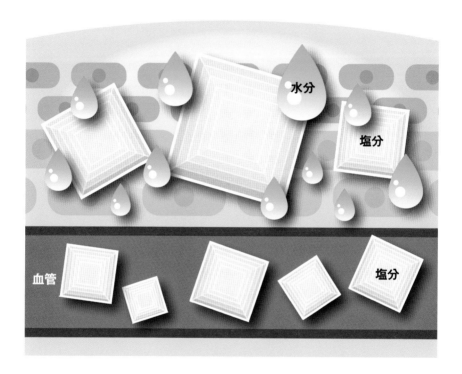

血管強化が期待できるポリフェノールを日々の食事に取り入れるのも◯

下肢静脈瘤を改善する食品はない、といいましたが、**血管を強くすれば血流が改善することがあります。**その効果を期待できる栄養素が、ポリフェノールです。

ポリフェノールは、多くの植物に存在する、色素や苦み、渋みなどの成分である化合物の総称で、その種類は5000以上あるといわれています。

なかでも血行の改善に効果があるといわれているのが、アントシアニンやルチン。アントシアニンはブルーベリーなどのベリー類、プルーン、柿、赤ワインなどに、ルチンは柑橘類やそばに多く含まれる成分です。たくさん摂取しても、ほとんど貯蔵されずに排出されてしまうので、毎日こまめに摂るのがいいでしょう。

「これを食べれば下肢静脈瘤に効く！」という食物はありませんが、**塩分や脂質を摂りすぎず、食物繊維はたくさん摂って、健康的な食生活を心がけることが大切**です。

肥満・便秘は下肢静脈瘤に悪影響を及ぼす

肥満や慢性的な便秘の人は、下肢静脈瘤を発症するリスクがあります。

特に女性では肥満との関連が高く、ＢＭＩ（体重kg÷〈身長m×身長m〉）が30以上の人は要注意です。肥満が下肢静脈瘤に悪影響を与える原因は、ぽっこりおなか。**皮下脂肪たっぷりのおなかは腹圧を上昇させ、座ったときには鼠径部（そけいぶ）を圧迫し、血液の流れをストップさせてしまいます。**これは、下肢静脈瘤の大敵。また、肥満の人は全般的に運動不足なので、血流が悪くなっていることも理由のひとつです。

慢性的な便秘の人も、おなかがぽっこりしていることが多いもの。排便時に腹圧が強くかかり、下肢静脈瘤を悪化させることがあります。

特に肥満は下肢静脈瘤だけでなく、糖尿病、高血圧、脂質異常症などの生活習慣病リスクが高まり、脳梗塞や心筋梗塞を起こす場合もあります。全身の健康と病気の予防のためにも肥満を解消しましょう。

締めつけるファッションは大敵！
ゆるりとリラックスできる服装を

血流を妨げるようなファッションは、下肢静脈瘤を悪化させる恐れがあります。おなかを締めつける服、補正下着はよくありません。デニムも素材が硬いので、座ったときに足の付け根が圧迫され、血行が悪くなる可能性があります。
おすすめは、**ゆるっとしたシルエット**のワンピースやスカート、ワイドパンツなど。ズボンの**ベルトはきつく締めすぎないように**しましょう。

靴については、ハイヒールやロングブーツは足首の動きが制限されてしまうので、ふくらはぎの筋ポンプ作用がうまく働かずに血行が悪化する可能性があります。スニーカーやローヒールの靴など歩きやすい靴を履きましょう。

part 3

下肢静脈瘤はなぜ起こる

血液が逆流して足にたまることで発症したり、悪化したりする

下肢静脈瘤は、なぜ起こるのでしょうか。原因は、**静脈内の血液の逆流**です。

静脈は、心臓へ流れ込む血液が通る血管です。一方、動脈は心臓から直接押し出された血液が通る血管です。

動脈が栄養素を含んだ血液を体の隅々まで送るのに対し、静脈は体内で不要になった老廃物や二酸化炭素を含んだ血液を心臓に戻す役割をしています。静脈は動脈よりも皮膚の表面に近いところを通っていて、手の甲などでは青く見え、太いものは浮き出ています。

足の静脈を流れる血液は、下から上へ重力に逆らって心臓に戻らないといけません。血液をスムーズに流すのが**「静脈還流（じょうみゃくかんりゅう）」というしくみ**で、次の3つの働きから成り立

足の血管の特徴

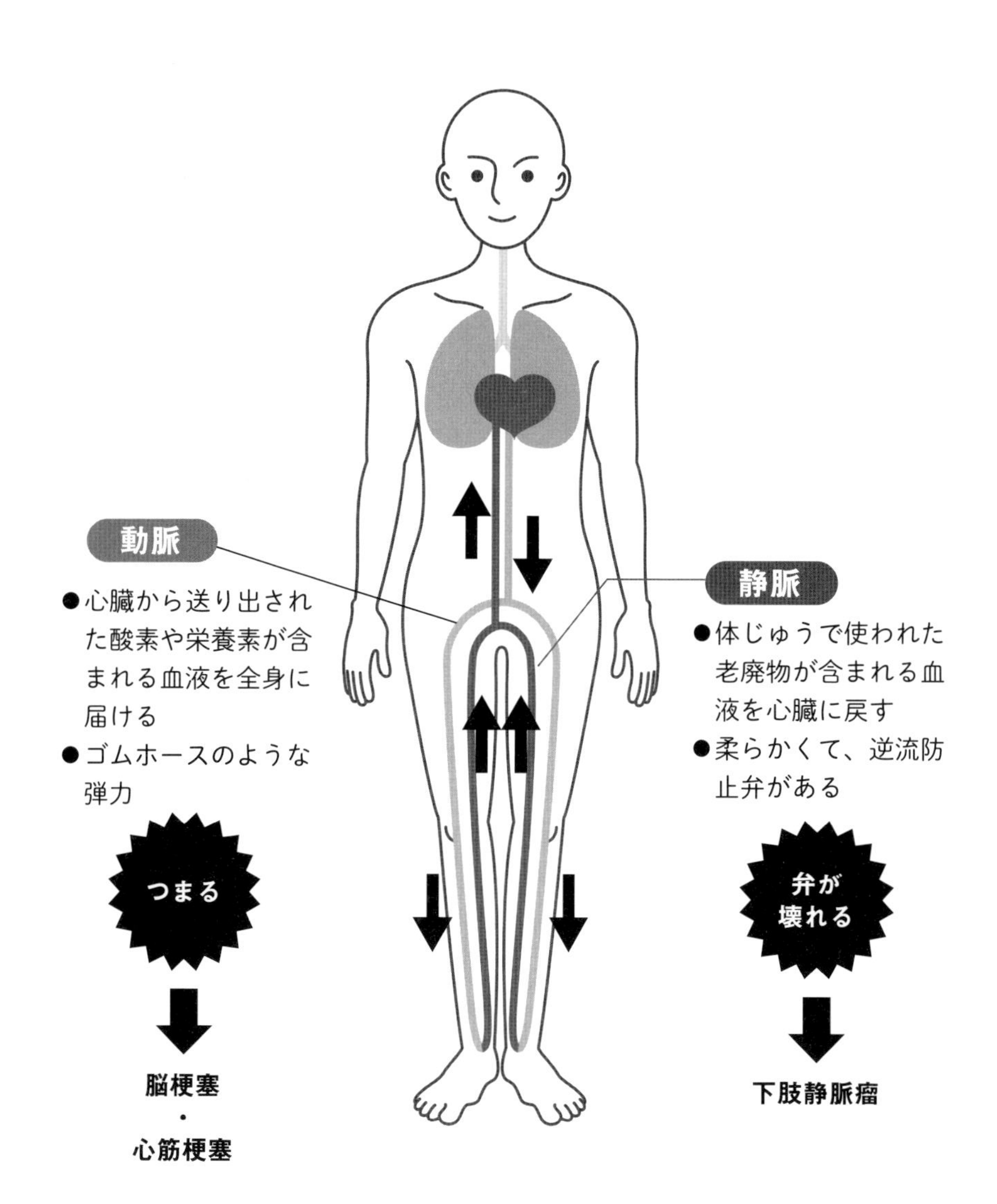
動脈
●心臓から送り出された酸素や栄養素が含まれる血液を全身に届ける
●ゴムホースのような弾力
つまる
脳梗塞
・
心筋梗塞
静脈
●体じゅうで使われた老廃物が含まれる血液を心臓に戻す
●柔らかくて、逆流防止弁がある
弁が
壊れる
下肢静脈瘤

っています。

1　筋ポンプ作用

足を動かしたとき、ふくらはぎの筋肉が伸びたり縮んだりして、血液を心臓のほうに押し上げる作用のこと。

2　静脈の逆流防止弁

足元から心臓に向かう血液が重力にしたがって逆流しないよう、足の静脈内にある弁のこと。薄い膜で、血液が心臓に向かっているときだけ開き、通過したら閉じる。

3　呼吸

息を吸うと、胸郭（きょうかく）という胸椎（きょうつい）、肋骨、胸骨で囲われた部分が広がる。すると胸部の内圧が下がり、血液が心臓に戻りやすくなる。

この3つの働きのうち、**どれかひとつでもうまく働かないと、足の血液が心臓に戻りにくくなり、足がむくんだりだるくなったりします**。働きが悪くなる理由でもっとも多いのは、逆流防止弁が壊れること。その原因は遺伝や加齢、生活習慣などが考えられます。

静脈還流の３つのしくみ

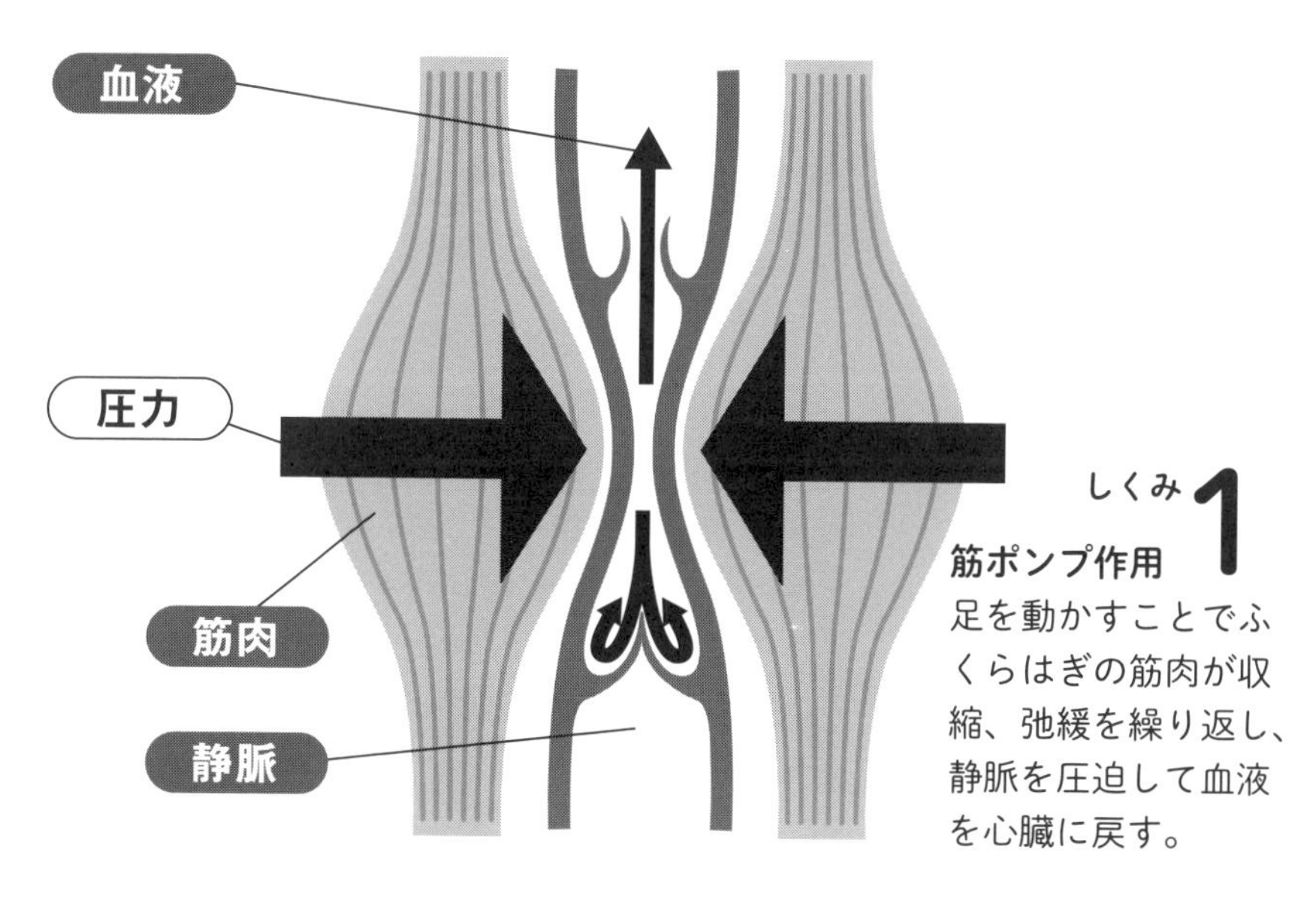

しくみ 1

筋ポンプ作用

足を動かすことでふくらはぎの筋肉が収縮、弛緩を繰り返し、静脈を圧迫して血液を心臓に戻す。

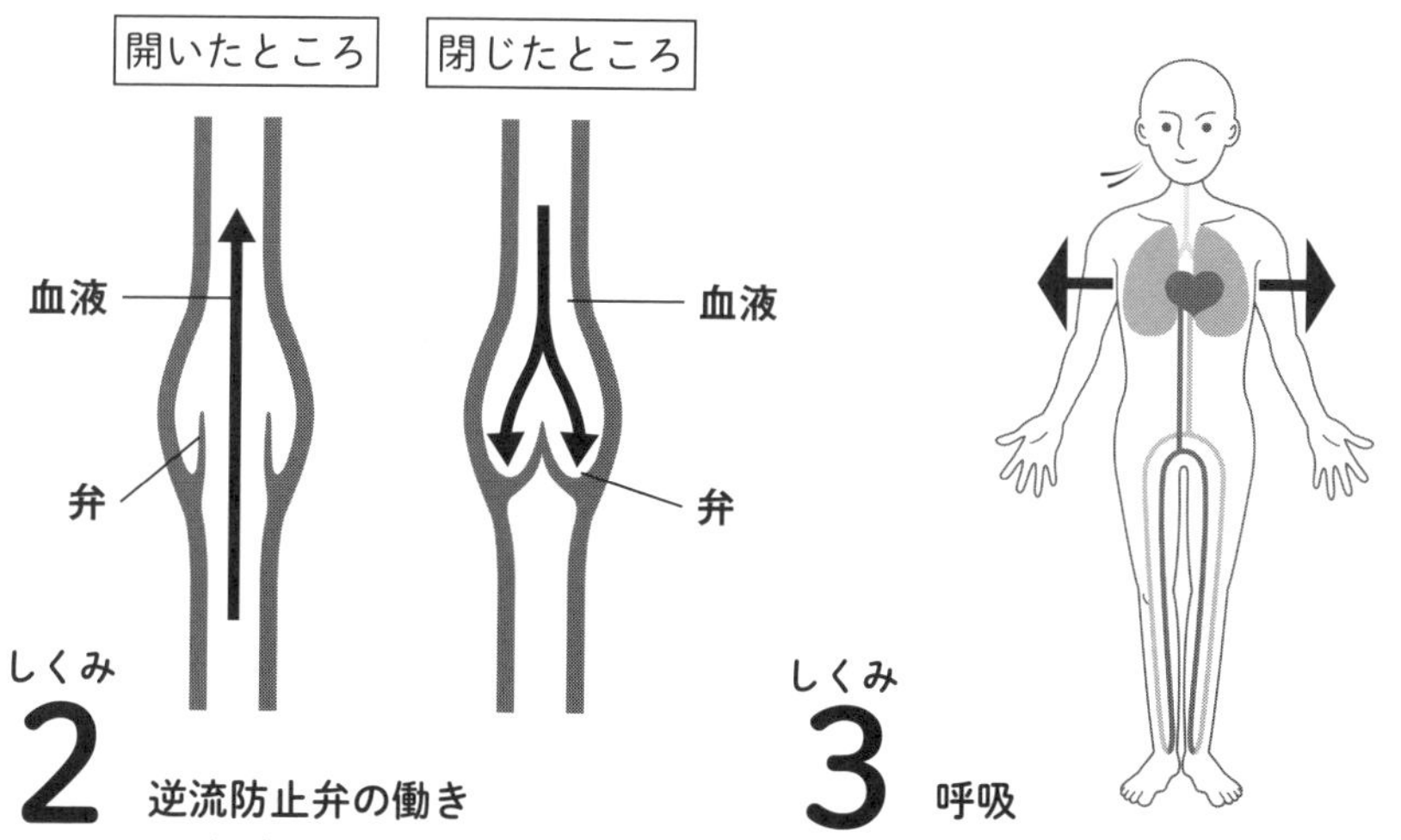

しくみ 2

逆流防止弁の働き

血液が通るときには弁が開き、通過すると閉じて逆流を防ぐ。

しくみ 3

呼吸

息を吸うと胸郭内の圧力が下がり、血液が心臓に戻るのを助ける。

足の静脈には、中心部を通る深部静脈と、表面を通る表在静脈がある

静脈のしくみについて説明しておきましょう。

静脈は全身をめぐった血液を心臓に戻す血管で、多くは体の表面近くを通ります。老廃物や二酸化炭素を含んでいるため、静脈を通る血液は、赤黒い色。採血の際に、自分の血液が黒っぽいなと思った方もいるでしょう。あれは、静脈の血液だからです。

足の静脈は、**足の中心部を通る「深部静脈」と、表面を通る「表在静脈」があります。**深部静脈は太い血管で、足の血液の80～90％がここを流れています。表在静脈には、大伏在静脈と小伏在静脈があります。

大伏在静脈は、足首からふくらはぎ、太ももの内側を通って足の付け根で足の中心部にある深部静脈とつながっています。小伏在静脈は、足首からふくらはぎを通って、ひざの裏側で深部静脈とつながっています。

足の主な静脈

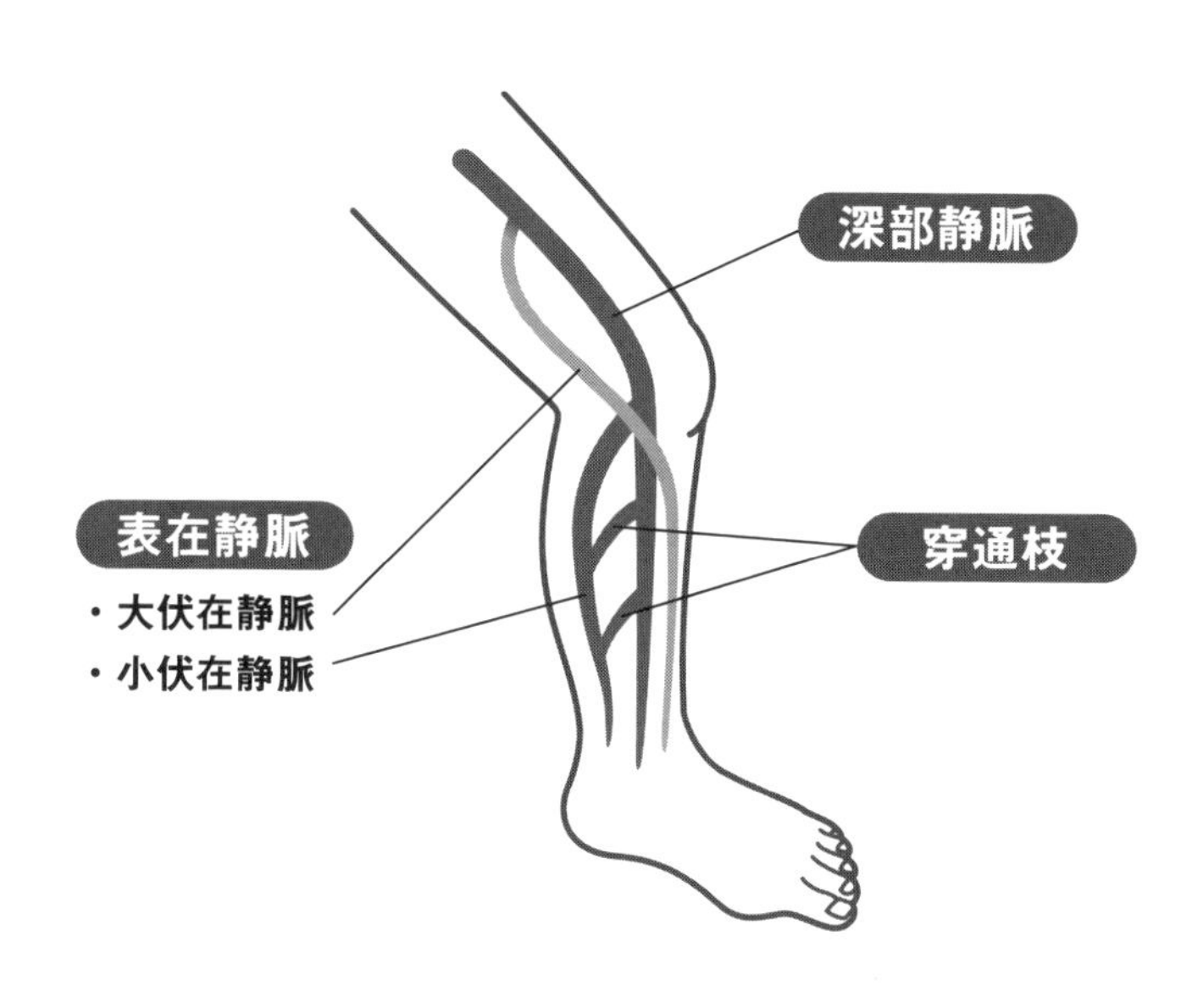

深部静脈と表在静脈は、「穿通枝(せんつうし)」という小さな血管でつながっています。**足の血液は、大伏在静脈と小伏在静脈、穿通枝から、深部静脈に流れ込んで心臓に戻る**という流れになっています。深部静脈は高速道路、表在静脈は一般道、穿通枝は脇道といったところでしょうか。

下肢静脈瘤は、表在静脈の病気です。代表的なのが、大伏在静脈や小伏在静脈の逆流防止弁が壊れた「伏在型静脈瘤」で、**足の血管が浮き出てボコボコふくらんだり、足のだるさやむくみなどが起きたりするのは、ほとんどが伏在型静脈瘤です。**

それ以外にもいくつかタイプがあります。

下肢静脈瘤は、いくつかの症状が同時に起こることもある

下肢静脈瘤には、さまざまな自覚症状があらわれます。おもな症状は次の6つです。

◎足のむくみ

足のすねの骨の上を5〜10秒指で強く押して、指をはなしてもへこんだままの状態がむくみです。下肢静脈瘤のむくみは午後から夜にかけて起こります。帰宅時にブーツがきつくなる、靴下を脱ぐと跡がくっきりついているなどは、むくみの症状です。

下肢静脈瘤のむくみの特徴は、むくみ方に左右差があること。両足が同じようにむくんでいる場合は、下肢静脈瘤によるむくみではない可能性が高いです。むくみの症状で受診される方も多いのですが、下肢静脈瘤によるむくみは意外に少ないのです。

下肢静脈瘤以外の病気によって起こるむくみもあります。貧血や甲状腺疾患、心不全などが考えられますが、これらの病気でむくみが出る場合は、足だけでなく手や顔がむくんだり、息切れや動悸などの他の症状をともなうことがあります。こうした症状がある場合は、早めに医療機関を受診してください。

◎足が重だるい・疲れる

ふくらはぎが疲れてだるい感じになります。むくみと同じように午後から夜にかけて起こります。**下肢静脈瘤による重だるさは、両足同時に起こることはあまりありません。**

また、長時間立っていたり座っていたりするときに起こるのも特徴です。歩いているときに重だるくなるのは、下肢静脈瘤が原因ではありません。

◎足のつり

突然の強い痛みとともに、足の筋肉が硬くなる症状です。筋肉のけいれんによって起こり、こむら返りともいいます。ふくらはぎ（「こむら」はふくらはぎのこと）がもっともつりやすく、足の指や太ももがつることもあります。

明け方の寝ているときに起こることが多いのも特徴です。実は、**足がつるのは下肢静脈瘤がまだ軽症のとき。進行すると足のつりは起こらなくなります。**

◎足の痛み

下肢静脈瘤によって感じる痛みは、ピリピリする、チクチクするなど**それほど強い痛みではなく、長時間痛み続けることもありません。**

ごくまれに、以前からあった下肢静脈瘤が急に腫（は）れて赤くなり、強く痛みだすことがあります。これは静脈瘤の中に血液の塊である血栓ができ、炎症が起こる「血栓性静脈炎」です。治療をしなくても5～10日で自然に炎症はおさまり、痛みもなくなりますが、しこりが半年ほど残ります。この血栓は肺にとんだりはしません。

◎足のかゆみ

下肢静脈瘤が進行すると、**足に血液が滞って皮膚表面の新陳代謝が悪くなり、皮膚炎が起こることがあります。**ザラザラした湿疹ができて、かゆくなったり、茶色く変色したりすることもあります。

◎足のほてり

足に血液が滞ると、足がほてったように感じることがあります。**老廃物を多く含んでいる血液が滞ることで熱感が生じるからです。**

これらの症状は単独であらわれることもありますし、いくつかの症状が同時に出ることもあります。また、「前はむくんでいたけど、最近は足がかゆい」というように、異なる症状が時間差であらわれることもあります。

下肢静脈瘤のタイプは大きく分けて2つある

下肢静脈瘤には、大きく分けて「伏在型静脈瘤（ふくざいがた）」と「軽症タイプ」の2つがあります。それぞれの特徴を解説しましょう。

【伏在型静脈瘤】

皮膚の表面を通る表在静脈には、大伏在静脈と小伏在静脈があり、それぞれの静脈が元になってできる静脈瘤を「大伏在静脈瘤」「小伏在静脈瘤」（P90写真参照）といいます。この2つは「伏在型静脈瘤」と呼ばれ、静脈の太さが4㎜以上になり、重症化すると皮膚炎や潰瘍を起こすこともあります。

◎大伏在静脈瘤

深部静脈につながる**足の付け根にある弁が壊れ、連鎖して下の弁も壊れる**ことが原因で起こります。もっとも多い静脈瘤です。**太ももからふくらはぎの内側にかけてコ**

ブが目立ってくるのが特徴です。

◎小伏在静脈瘤

深部静脈につながる**ひざの裏側の弁が壊れ、連鎖して下の弁も壊れる**ことが原因です。大伏在静脈瘤に次いで多い静脈瘤です。**ふくらはぎやひざの裏側にかけてコブが浮き出て目立つ**のが特徴です。

【軽症タイプ】

軽症タイプには、次の4つがあります（P91写真参照）。見た目は気になりますが、重症化することはありません。複数のタイプが同時に発症することがあります。

◎側枝（そくし）**型静脈瘤**

伏在静脈から枝分かれした側枝静脈に起こる静脈瘤です。**静脈の太さは2～3㎜になり、コブが目立ちます。伏在型静脈瘤が隠れていることも**あります。

◎網目状静脈瘤

皮膚のすぐ下にある小さな静脈の静脈瘤です。**1～2㎜の静脈が青く網目のように見え、コブはほとんどなく、自覚症状もほぼありません。**加齢とともに増えますが、

伏在型静脈瘤

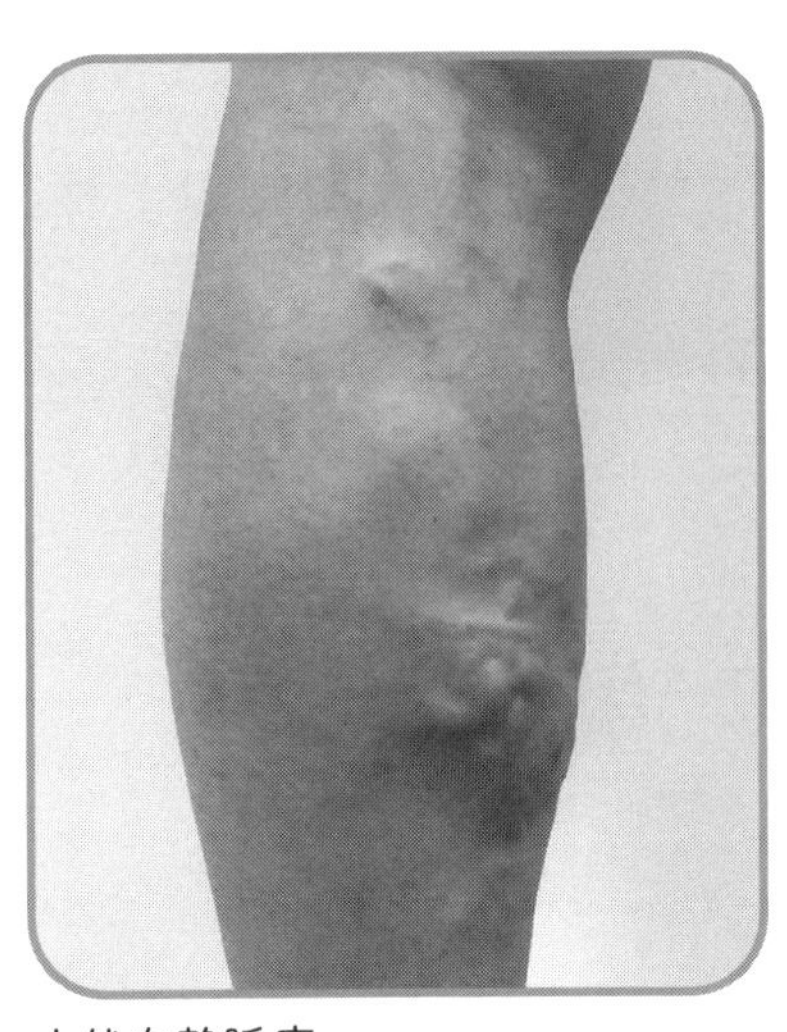
小伏在静脈瘤

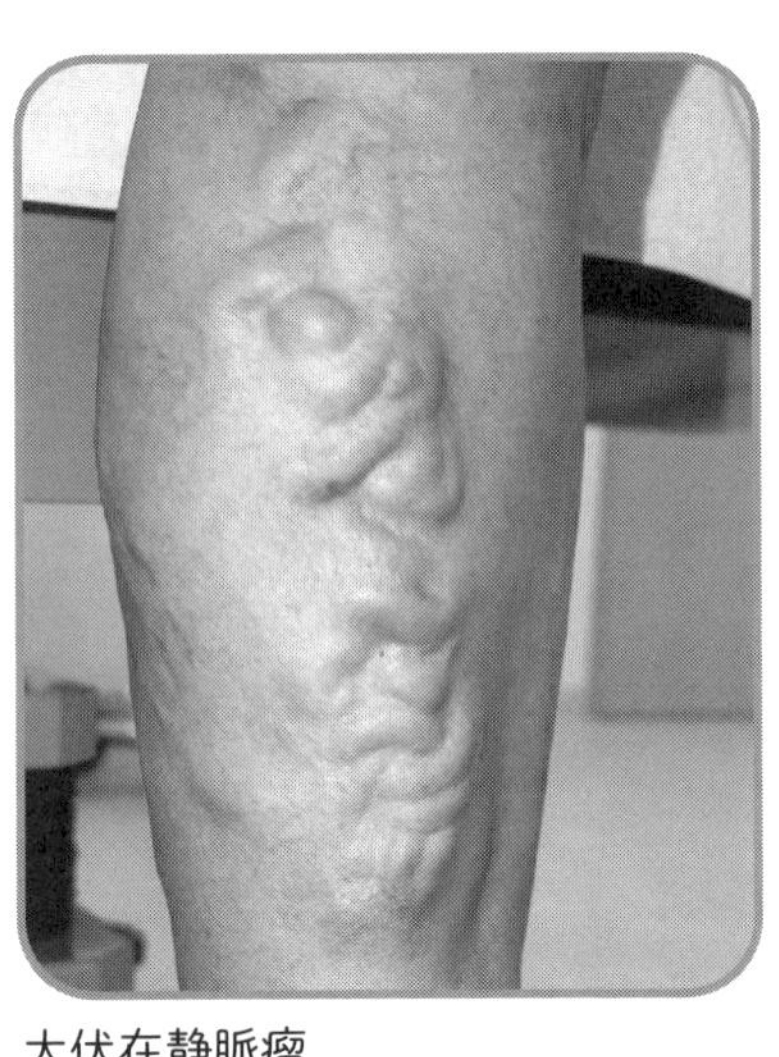
大伏在静脈瘤

進行して伏在型静脈瘤になることはありません。

◎クモの巣状静脈瘤

皮膚表面の1㎜以下の赤い毛細血管が拡張して、**クモの巣のように広がります。自覚症状はありません。**こちらも加齢とともに増えますが、伏在型静脈瘤になることはありません。

◎陰部静脈瘤

女性の**外陰部や内股、太ももの裏側に起こる**静脈瘤です。妊娠・出産時に骨盤内の静脈から起こります。側枝型静脈瘤の一種ですが、**生理中に痛みや足のむくみなどの症状**が強く出るので治療が行われることが多いです。

軽症の４タイプ

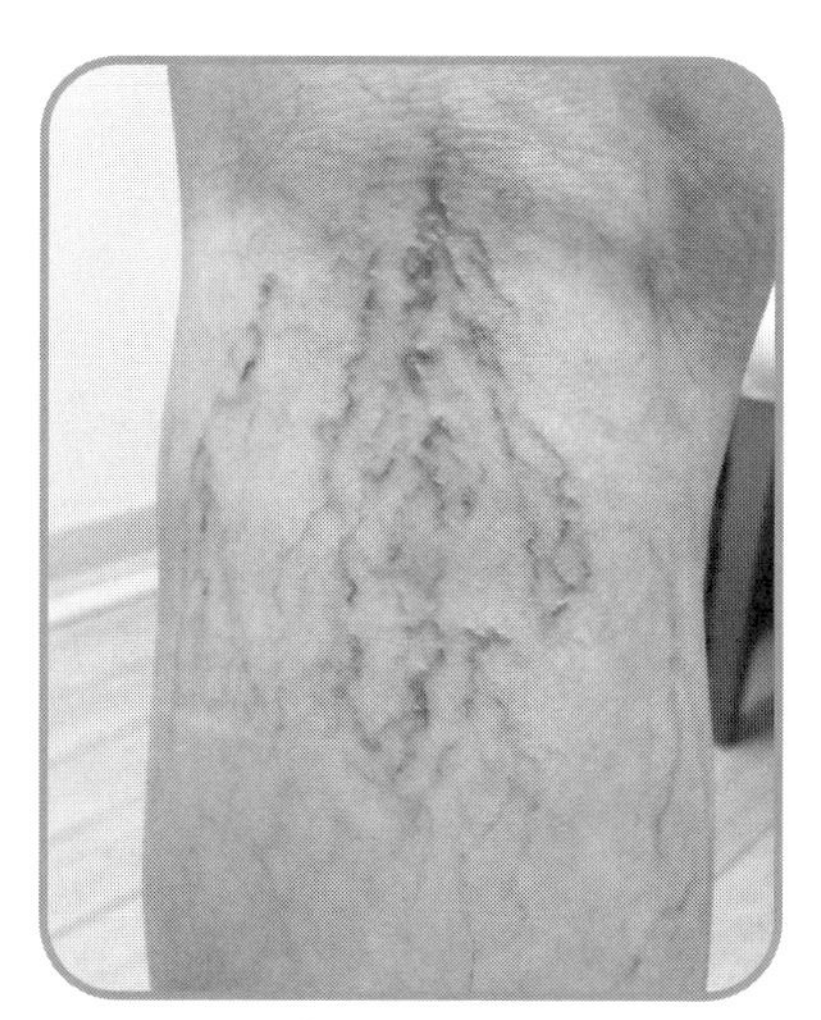

網目状静脈瘤

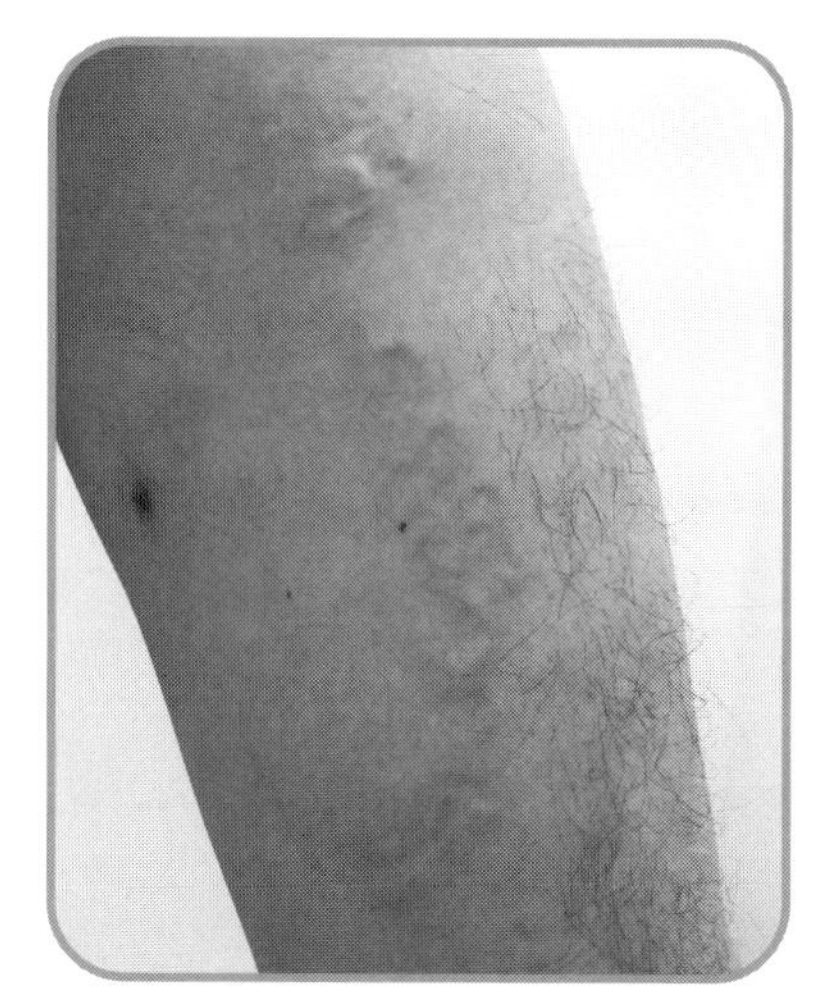

側枝型静脈瘤

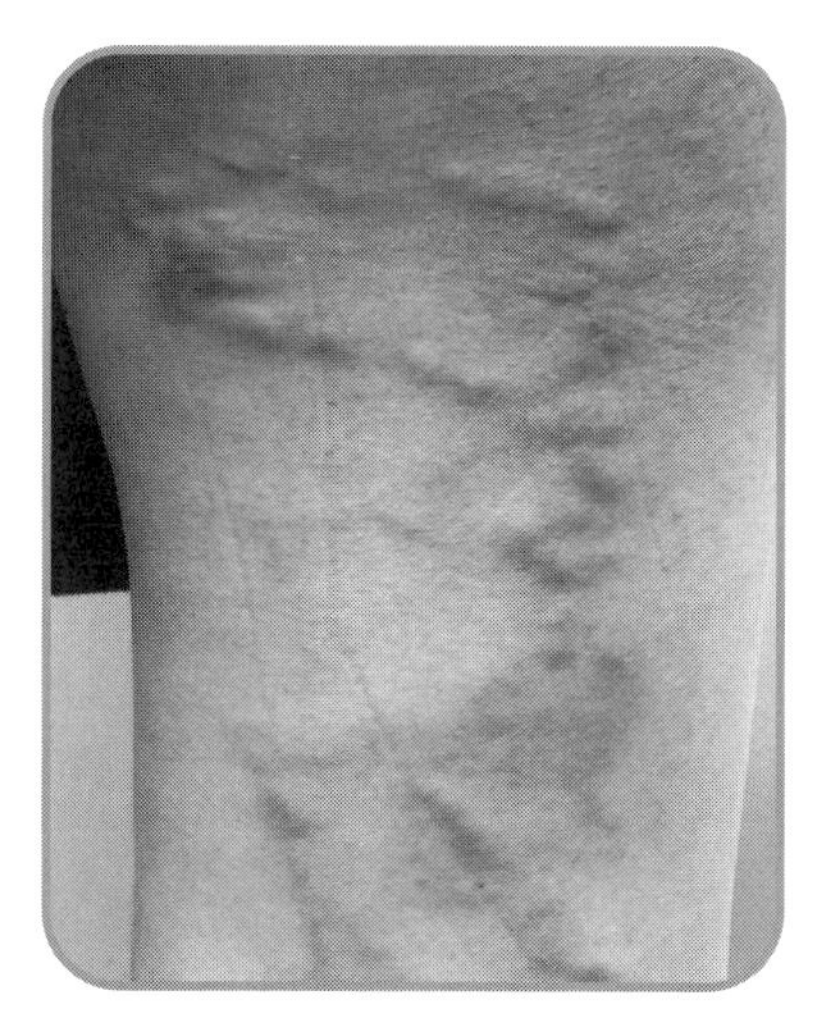

陰部静脈瘤

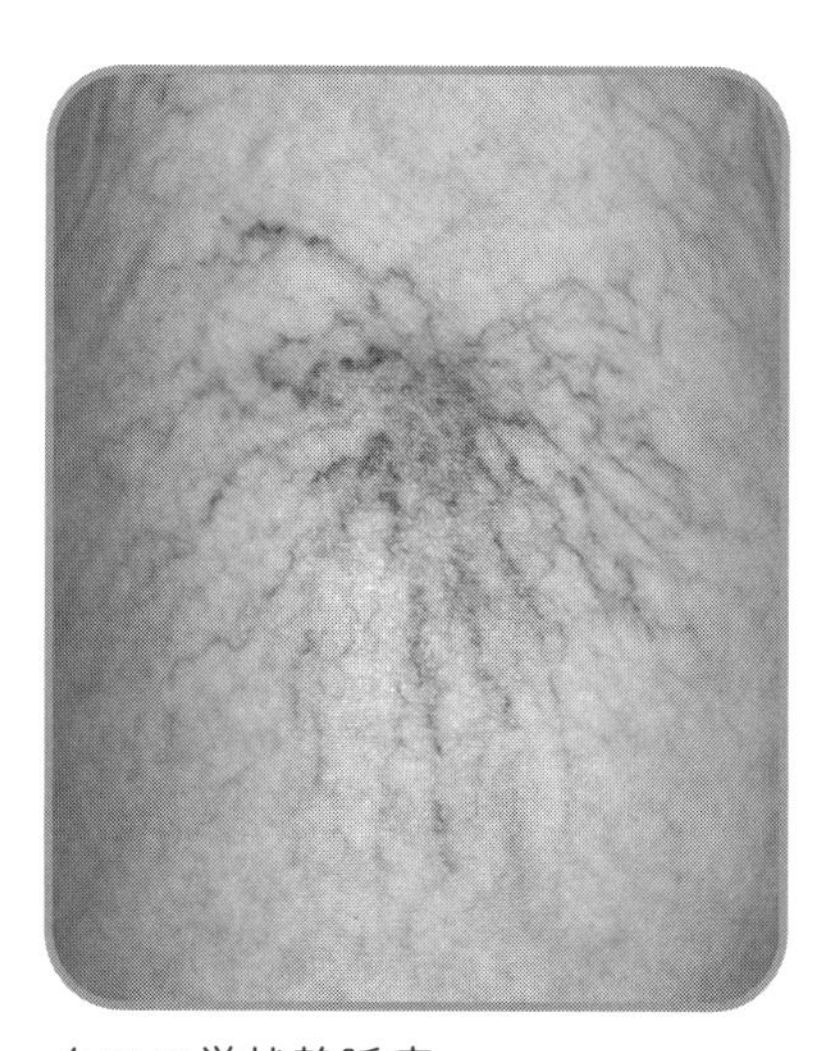

クモの巣状静脈瘤

重症化すると、かゆみや変色さらに炎症が起きることもある

下肢静脈瘤が進行すると、足の静脈に血液が長時間たまる＝うっ滞（たい）によって「うっ滞性皮膚炎」が起こります。うっ滞性皮膚炎には大きく2つのタイプがあります。

◎湿疹タイプ

皮膚の表面がザラザラしてかゆみをともない、茶色く変色することも。血液のうっ滞によって皮膚表面の角化細胞が壊れ、バリア機能が低下するために起こります。

◎脂肪皮膚硬化症タイプ

足の静脈周辺の脂肪組織に炎症が起き、硬くなるのが特徴です。うっ滞性皮膚炎が重症化したもので、**赤く腫れて、炎症がおさまると茶色く硬くなります**。これを繰り返すと皮下脂肪が硬くなり、足首が締めつけられるように細くなります。さらにひどくなると、潰瘍ができます。

悪化して発症した皮膚炎

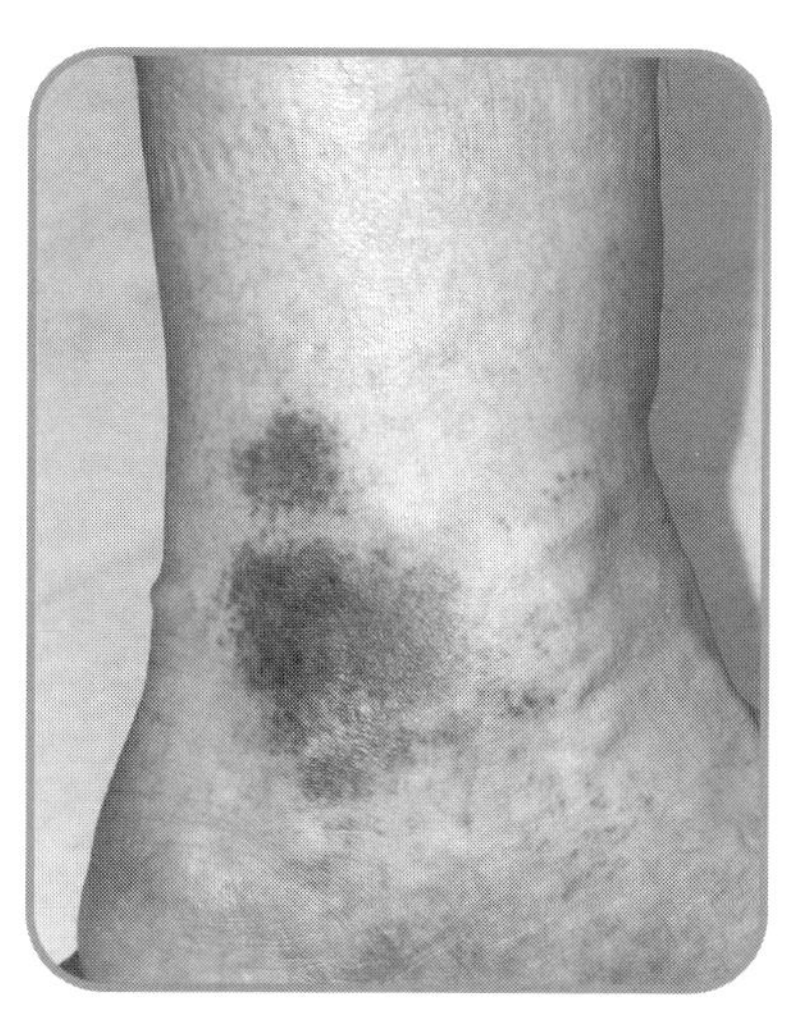

皮膚の変色
炎症の繰り返しで起こる。

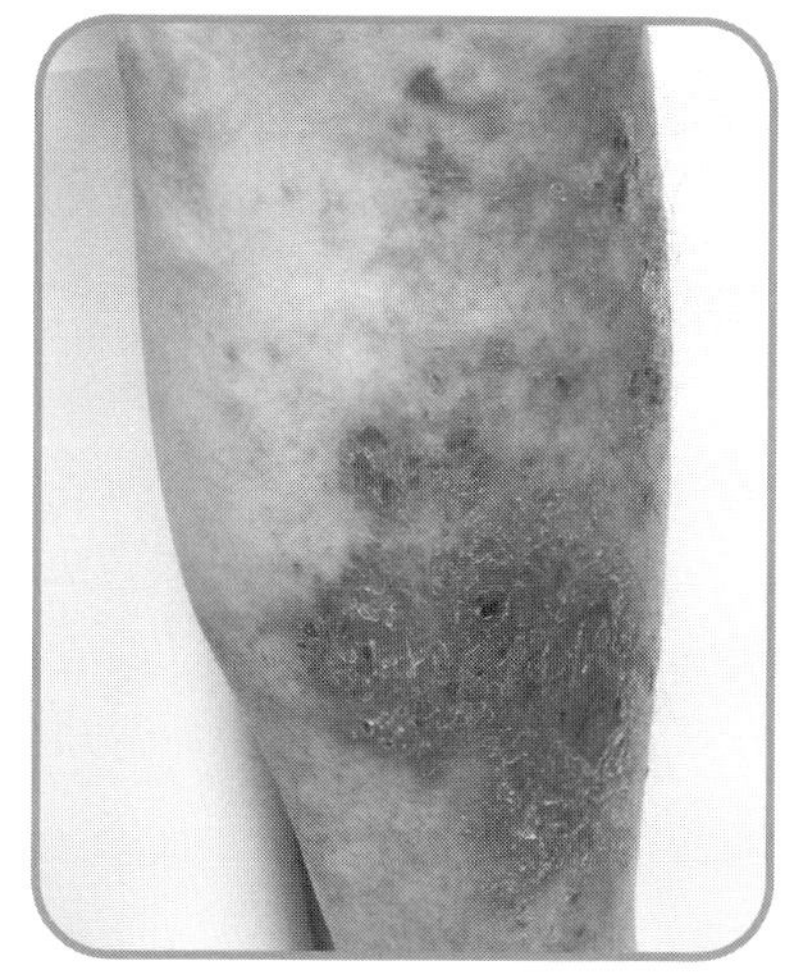

湿疹
ザラつきとかゆみがある。

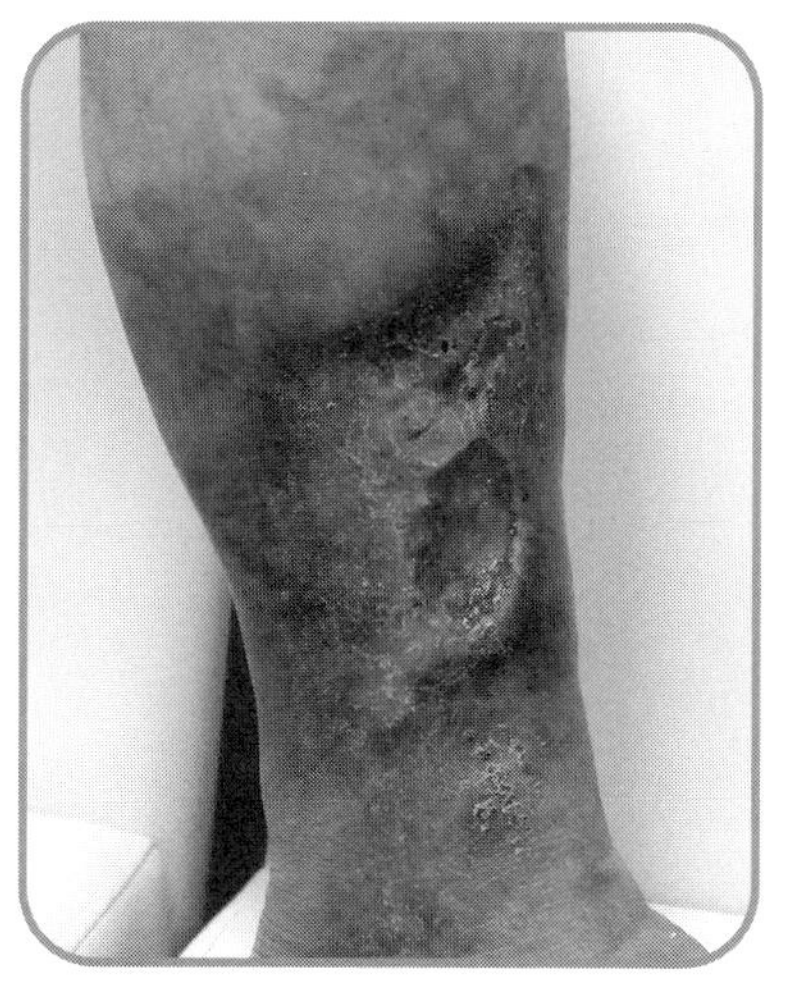

潰瘍
「脂肪皮膚硬化症」がさらに進んだ状態。

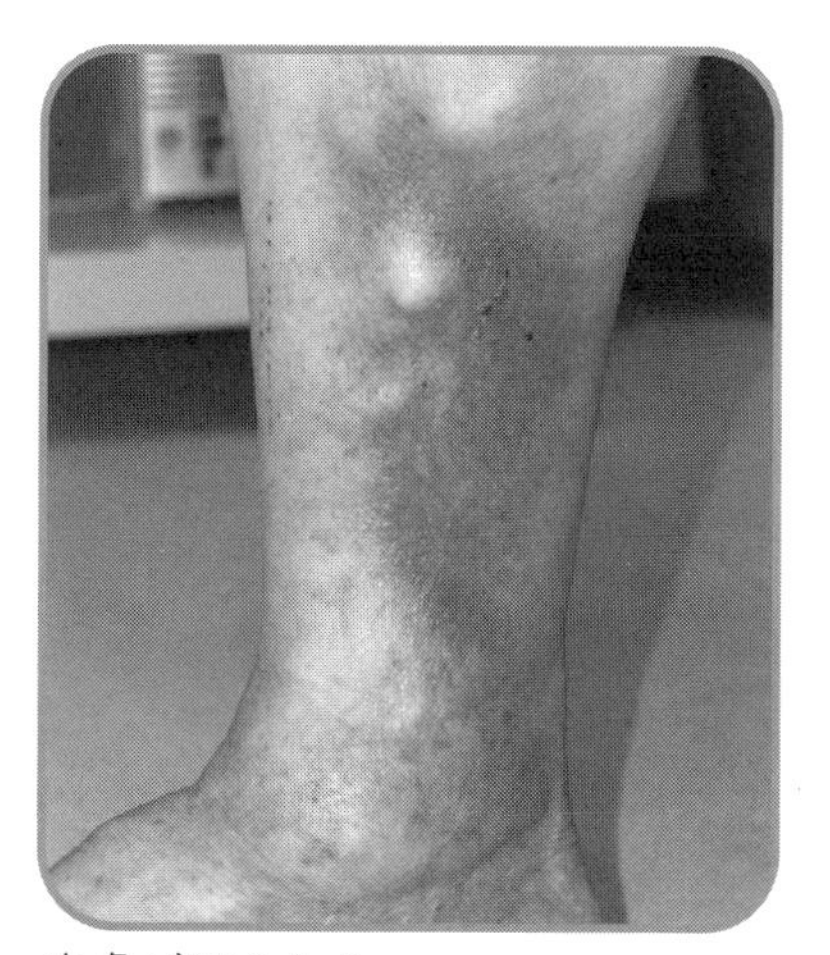

皮膚が硬くなる
「脂肪皮膚硬化症」。繰り返すと真っ黒に。

下肢静脈瘤になりやすい人となりにくい人がいる

静脈内の逆流防止弁が壊れることで起こる下肢静脈瘤ですが、弁が壊れやすい人と壊れにくい人がいます。ここでは弁が壊れやすい＝静脈瘤になりやすい人の特徴を紹介します。

●タイプ1● 立ち仕事の人

長時間立ちっぱなしで、足をほとんど動かさない職業の人です。足の筋ポンプ作用が働かず、静脈の血液が心臓に戻りにくくなり、静脈に高い圧力がかかり続けることで弁が壊れてしまいます。特に**1日10時間以上立ちっぱなしの人は要注意**です。

具体的な職業では、料理人、美容師、理容師、レジ係などがあげられます。また、同じ職業でも、巡回で歩き回る警備員と、同じ場所に立ち続ける警備員では、立ち続けるほうがリスクが高くなります。

一方、**座りっぱなしの仕事も、足の筋ポンプ作用が働かない**ので下肢静脈瘤になりやすくなります。

●タイプ2● 親族に下肢静脈瘤の人がいる

下肢静脈瘤は、**遺伝傾向が強い**病気です。発症率は、両親とも下肢静脈瘤があると90％、どちらかのみでは25～62％、両親とも下肢静脈瘤ではない場合は、20％の割合です。

●タイプ3● 中高年の人

静脈瘤は加齢とともにできやすくなります。年齢を重ねると、**静脈の逆流防止弁の数が減ったり壊れやすくなりますし**、筋肉の量が減るので、ふくらはぎの**筋ポンプ作用が弱くなる**ためです。

静脈瘤は、一度発症すると自然には治らないので、年齢が高くなるほど発症している人の割合は高くなります。50～60代の60％以上、70代の70％以上が発症しているというデータもあります。

●タイプ4● 妊娠・出産の経験者

妊娠すると、出産に備えて子宮口を広げるために女性ホルモンが変化します。血管もその影響を受け、静脈が柔らかく伸びやすくなり、**逆流防止弁がきちんと閉じなくなります**。また、妊娠後期になると**胎児が腹部の静脈を圧迫**するため、血液が心臓に戻りにくくなり、静脈瘤が発症しやすい状態になります。

出産後半年ほどすると静脈瘤は目立たなくなりますが、完全に治ったわけではないので、妊娠と出産を繰り返すと、静脈瘤は進行していきます。

●タイプ5●　女性

女性の下肢静脈瘤は、男性の1・2〜2・8倍多いといわれています。前述したように女性は**妊娠・出産**の機会があることや、男性と比べて筋力が弱く、**筋ポンプ作用が働きにくい**ことが要因にあげられます。

●タイプ6●　運動不足・肥満の人

運動不足になると**足の静脈の流れが滞る**だけでなく、筋肉が衰えてふくらはぎの**筋ポンプ作用が低下**します。

また肥満になると腹圧が高まり、足からの血液の流れが妨げられるので**逆流防止弁に負担がかかり壊れてしまう**ことがあります。

下肢静脈瘤になりやすいタイプ

●タイプ1●

立ち仕事の人

危険度★★★

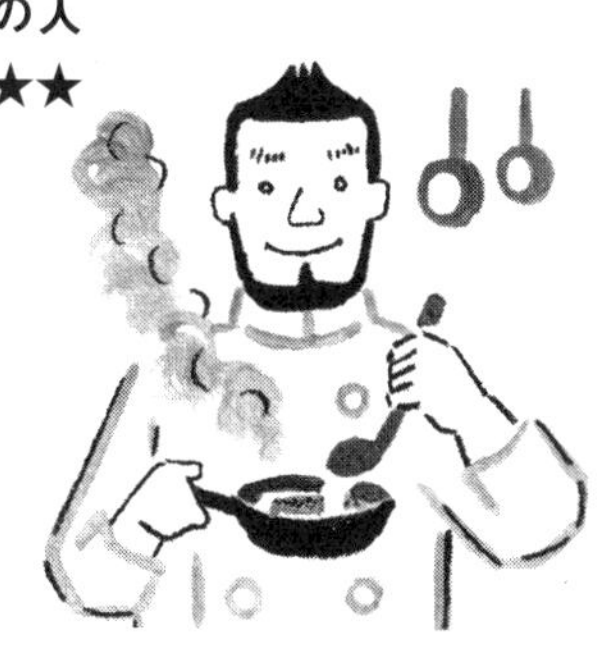

●タイプ2●

親族に下肢静脈瘤の人がいる

危険度★★★

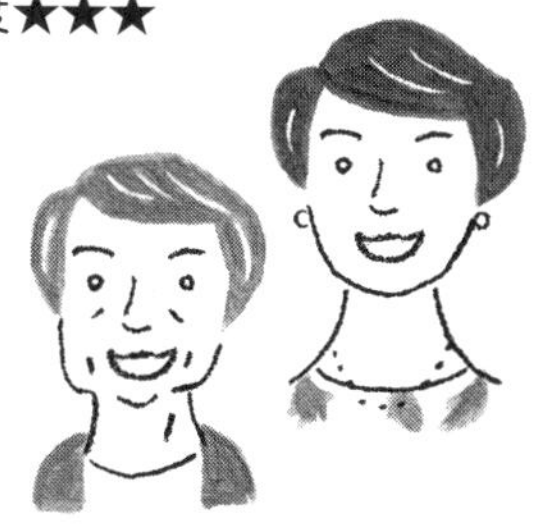

●タイプ3●

中高年の人

危険度★★☆

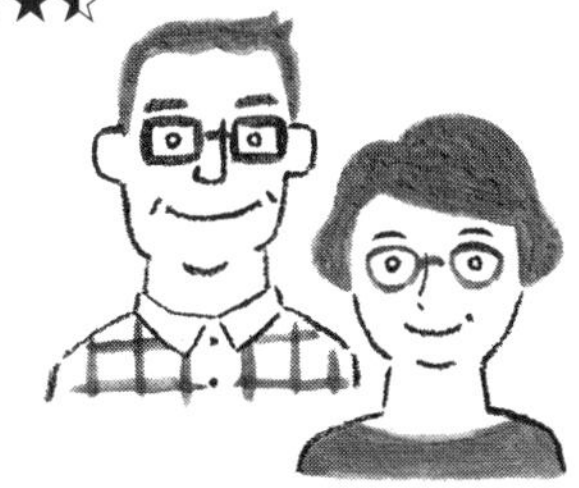

●タイプ4●

妊娠・出産の経験者

危険度★★

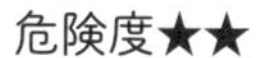

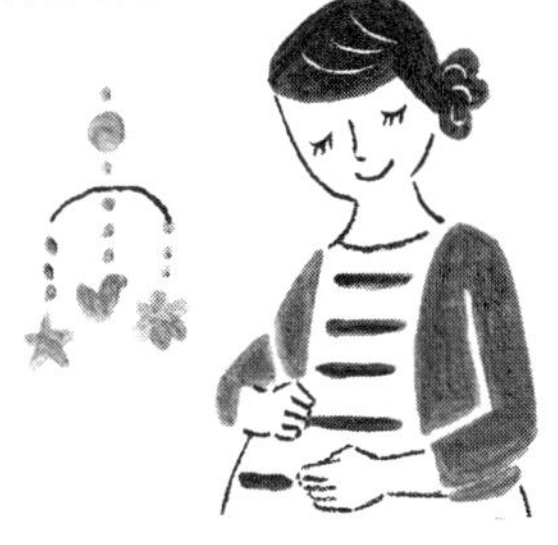

●タイプ5●

女性

危険度★★

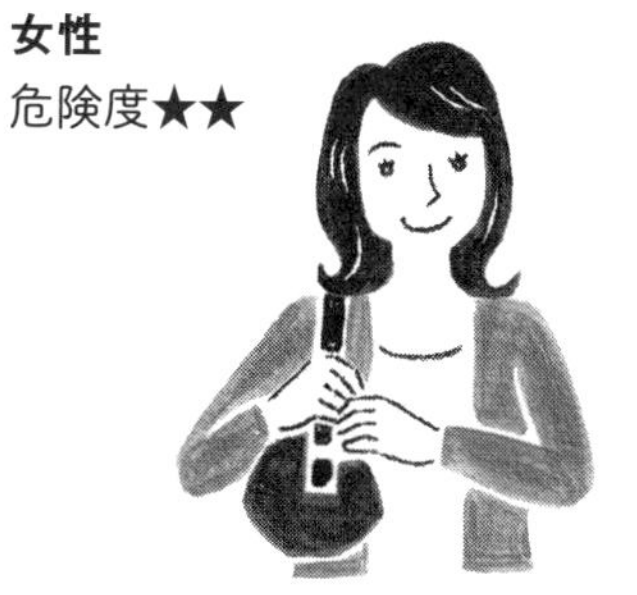

●タイプ6●

運動不足・肥満の人

危険度★★

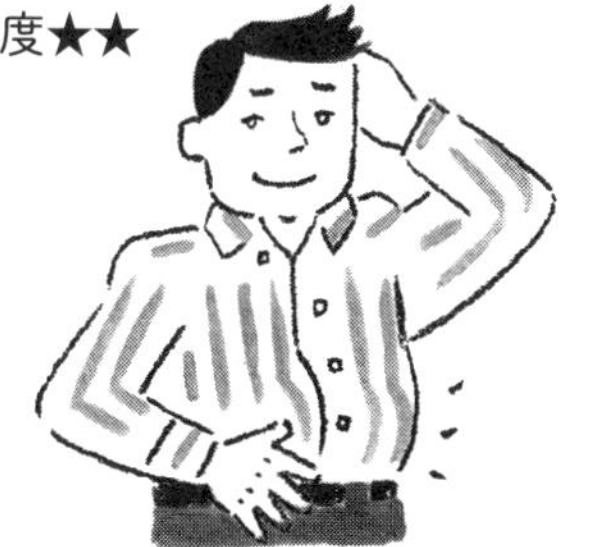

下肢静脈瘤に似たような症状でも異なる病気の可能性もある

下肢静脈瘤を心配して来院する方は、むくみ、重だるさ、こむら返り、痛み、しびれなど、さまざまな足の症状を訴えています。しかし、このような足の症状が、**下肢静脈瘤以外の病気が原因であることも少なくありません。**

私のクリニックでは、患者さんが下肢静脈瘤であるかどうかを診断するだけでなく、足の症状が下肢静脈瘤によって起こっているのかを診断します。

例えば足のむくみは、**腎臓や肝臓の病気、甲状腺ホルモンの低下、貧血など**内科的な病気が原因の場合があります。

特に、足の痛みを訴える患者さんは、下肢静脈瘤以外が原因のことが多いです。

代表的なのは**「変形性膝関節症」**。ひざの軟骨がすり減り、関節の骨同士がこすれて痛みます。正座や階段の上り下りの際に痛むことが多く、ひざに水がたまり、むく

似た症状でも違う病気の可能性

閉塞性動脈硬化症

歩くと足に痛みやしびれが出るが、休むと回復する。足の動脈硬化が原因。糖尿病や慢性腎不全などからくることも。

足底腱膜炎

土踏まずに痛みが出る。階段を上るとき、さらに痛くなる。原因は長時間の立ち仕事や歩行、体重増加、足の使いすぎなど。

むずむず脚症候群

夜、布団に入ると足の深部に虫がはっているような感じがして、じっとしていられなくなる。歩き回ると症状は治る。原因はさまざまで、睡眠障害をあつかう精神科や神経内科の受診を。

脊柱管狭窄症

歩いていると足に痛みやしびれが出るが、休むと回復する。背中にある神経の通り道が狭くなっていることが原因。

変形性膝関節症

ひざを曲げるのが辛く、特に正座や階段を下りるときに痛みが増す。ひざの関節内の炎症が原因。

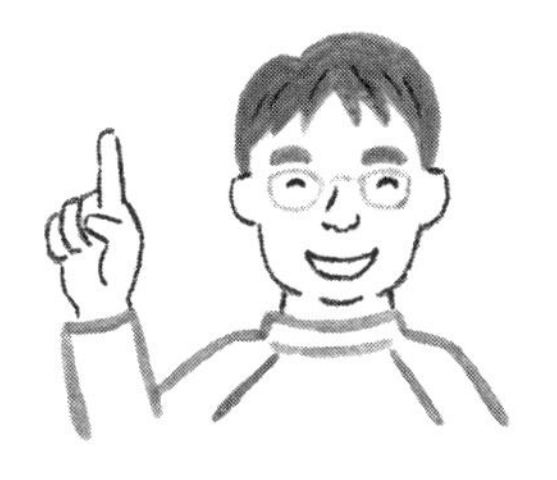

みが出ることがあります。中年以上の女性に多いのが特徴です。

他にも**「足底腱膜炎」**や**「脊柱管狭窄症（せきちゅうかんきょうさくしょう）」**のこともあります。

足底腱膜炎は、朝起きて最初の一歩目にかかとや土踏まずに激しい痛みを感じる病気です。

脊柱管狭窄症は、**腰の痛みや足のしびれが起こる**病気です。しばらく歩くとふくらはぎが痛んだりしびれたりし、少し休むと回復する「間欠性跛行（かんけつせいはこう）」という症状や、足の裏に「砂利を踏んでいる」「紙が張り付いている」ような感覚がするのが特徴です。

これらの病気が疑われる場合は、整形外科を受診する必要があります。

脊柱管狭窄症と似たような症状が出るものに**「閉塞性動脈硬化症」**があります。足の動脈が動脈硬化症でふさがってしまい、足を流れる血液が不足し、脊柱管狭窄症と同様に歩くとふくらはぎが痛くなる症状が起こります。喫煙や糖尿病が危険因子となります。閉塞性動脈硬化症が疑われる場合は、血管外科あるいは循環器科を受診します。

part
4

下肢静脈瘤の最新治療

下肢静脈瘤の根本的な治療は大きく分けて３種類

セルフケアで症状が改善しなかった方や、毎日、足のだるさやむくみ、こむら返りに悩まされていて早く解消したい方、また進行してうっ滞性皮膚炎を起こした方には根本的な治療を行います。治療法は、**血管内治療、硬化療法、手術の３種類**です。

現在もっとも標準的な治療は血管内治療です。患者さんの体への負担が小さく、日帰りで行うことができます。のちほど詳しく紹介しますが、血管内治療には、**血管を焼いて固める血管内焼灼術（けっかんないしょうしゃくじゅつ）と、血管を接着させてふさぐグルー治療**があります。

硬化療法は、**静脈に薬剤を注入して固める治療法**です。比較的軽症の静脈瘤に対して行われます。また、血管内治療の術後や再発した場合などにも行われます。

手術には、高位結紮術（こういけっさつじゅつ）とストリッピング手術の2種類があります。

高位結紮術は、**足の付け根を切開して血管をしばり、血液の逆流をせき止める方法**です。日帰りで行えるというメリットがありますが、再発が多く、最近ではあまり行

下肢静脈瘤の治療数とその内訳

（平成30年4月〜平成31年3月）

治療法	治療数	総数
外来		外来治療の総数
血管内焼灼術	75,482	99,424
硬化療法	17,905	
高位結紮術	2,953	
抜去切除術（ストリッピング手術）	3,084	
入院		入院治療の総数
血管内焼灼術	27,048	36,590
硬化療法	522	
高位結紮術	1,736	
抜去切除術（ストリッピング手術）	7,284	

厚生労働省「第5回NDBオープンデータ」より引用して改変

われません。

ストリッピング手術は昔の標準的治療で、100年以上前から行われています。血液が逆流している静脈を、器具で引き抜いて取り去る手術です。入院が必要な場合があり、血管内治療に比べて若干、体への負担が大きくなりますが、治療する静脈が太い場合や曲がりくねっている場合に行われます。

上の表は、厚生労働省が発表した日本における下肢静脈瘤の治療数とその内訳です。平成30年度で約75％が血管内焼灼術、さらにそのうち約74％が外来（日帰り）での治療となっています。

「焼く」または「くっつける」治療法がある
血管内治療には、血管を

血管内治療は、静脈の中にカテーテルという細い管を入れて、血管の内側から治療を行う方法です。治療の目的は、静脈をふさいで、壊れた弁による血液の逆流を止めることです。静脈を焼いてふさぐ「血管内焼灼術」と、焼かないでふさぐ「NTNT（エヌティーエヌティー）治療（グルー治療）」があります。

血管内焼灼術は、血管を内側から焼いてふさぐ方法で、**レーザーで焼く「レーザー治療」と、カテーテルに電流を流して焼く「高周波（ラジオ）治療」の2種類**があります。レーザー治療と高周波治療の治療効果は同じですので、どちらでも受診した医療機関で採用している方法でかまいません。

手術ではなく、**細いカテーテルを入れる小さな穴を開けるだけ**なので、傷跡がほとんど残りません。下肢静脈瘤の根本治療でありながら、痛みや皮下出血などの合併症が非常に少なく、**患者さんの体への負担が少ない**ので、現在、標準的な治療法になっています。

入院の必要がなく、**日帰りできる**点も患者さんにとってメリットです。治療後すぐに歩くことができますし、事務仕事や家事労働であれば翌日には通常の生活に戻ることもできます。シャワーも可能です。

ただ、妊娠中の人や局所麻酔のアレルギーがある人、過去にエコノミークラス症候群を発症したことがある人などには適さないので注意が必要です。

もうひとつのＮＴＮＴ治療とは、熱を使わずに血管をふさぐ治療法です。**従来の下肢静脈瘤の治療を根本から変える、画期的な治療法**と期待され、欧米では普及が進んでいます。

グルー治療とは英語で糊（接着剤）を意味するglueから来ていて、ＮＴＮＴ治療のひとつです。２０１９年12月に日本で健康保険が適用されました。

グルー治療で使用される接着剤は、シアノアクリレート系接着剤で、市販の瞬間接着剤とほぼ同じ成分です。シアノアクリレート系接着剤の医療への応用は、ベトナム戦争の頃から50年以上の歴史があり、発がん性などの安全性は確立しています。現在では、動脈の病気や皮膚の接着などに広く使われています。

血管内焼灼術に比べてグルー治療の優れている点は、**局所麻酔が1カ所**でよく、治療後の**弾性ストッキングをはく必要がなく、治療後の生活の制限がほとんどない**ことです。

また、血管内焼灼術では、熱によって静脈周囲の神経が障害されて皮膚の感覚が鈍る場合がありましたが、熱を使わないグルー治療ではその心配がありません。そのため、これまでは血管内焼灼術では治療がむずかしかったひざ下の大伏在静脈や、足首近くの小伏在静脈の治療が安全にできるようになりました。

また、グルー治療であれば治療当日からシャワーも可能です。体を動かす仕事にもその日のうちに戻れるため、**多忙な人に向いている治療法**です。

下肢静脈瘤は、仕事や家事を長期間休めない忙しい人ほど症状が強く、重症化しやすいので、短期間に治療が終わるのは多くの人にとってメリットがあるといえるでしょう。

血管内治療のスケジュール

初診

・下肢静脈瘤の程度やタイプを診断。治療希望者には日帰りか入院かを相談する。

術前検査

・血液検査と心電図検査を行う。治療予定日1カ月前が目安。

治療当日

・体温測定、問診、静脈の確認、点滴後、治療へ。治療後は処置を施し、会計と翌日診察の予約をして帰宅。

治療翌日診察
（グルー治療は1週間後）

・傷の消毒、およびエコー検査で静脈の状態を確認。

1カ月後診察

・エコー検査で、静脈や静脈瘤の状態を確認。

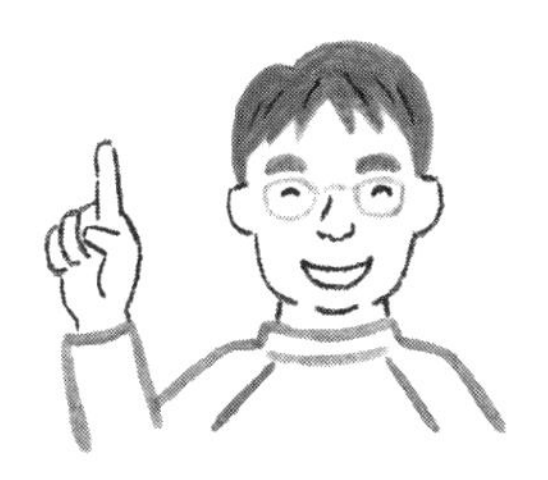

血管内焼灼術 〜レーザー治療とは〜

血管にカテーテルを入れて焼く血管内焼灼術は2種類あります。最初に保険適用されたのがレーザー治療です。

治療は局所麻酔を行った後、エコー（超音波検査装置）で観察しながら逆流防止弁が壊れた静脈に細い針を刺します。細い針の中に、**レーザー光を照射する光ファイバーという細い管を入れ**て、足の付け根まで進めていきます。

足の付け根に届いたら、次にＴＬＡ麻酔という局所麻酔剤を静脈のまわりに数カ所注入し、静脈の内側からレーザーを照射します。レーザーの当たった部分がきちんと焼けているかを確認しながら、光ファイバーを足元に向かって引いていくと、静脈は足の付け根から焼けてふさがります。

光ファイバーの先端が皮膚の近くまできたら照射を止め、光ファイバーを引き抜けば治療は完了です。通常の場合、**静脈を焼いている時間は5分ほど**です。

その後、ふくらはぎに残った静脈瘤を、スタブアバルジョン法で切除します。スタブアバルジョン法は、1～2㎜の皮膚切開から、特殊な器具を使って静脈を引き出して切除する方法です。傷は小さいので縫合する必要はなく、傷跡もほとんど残りません。麻酔をしているので、治療中の痛みはありません。

治療後は合併症を防ぐために、弾性包帯を巻き、その上から弾性ストッキングを着用します。**治療自体は30分から1時間、院内にいる時間は1時間半から2時間程度**です。

すぐに歩くことができますが、弾性包帯をしっかり巻くため、自転車や車の運転はできません。デスクワークやシャワーは翌日から可能です。立ち仕事やハードワークは3日後くらいから再開できます。翌日も来院してもらい、傷や静脈の状態を確認します。問題がなければ弾性ストッキングを着用して終了です。1カ月後に診察があり、エコー検査を行い合併症がなければ、弾性ストッキングの着用は終了です。

初診料や検査、治療など、すべて健康保険が適用されます。

血管内焼灼術 ～高周波（ラジオ波）治療とは～

もうひとつの血管内焼灼術である高周波治療は、ラジオ波治療とも呼ばれています。光ファイバーの代わりに、**電熱線を巻いた細いカテーテルを静脈内に入れて、電熱線に高周波電流を流し、その熱で静脈を焼く治療法**です。

高周波（ラジオ波）治療の手法は、レーザー治療と基本的に同じです。局所麻酔をした後、エコーで観察しながら静脈に細い針を刺し、カテーテルを入れて足の付け根まで進めます。次にＴＬＡ麻酔という局所麻酔剤を静脈のまわりに数カ所注入し、高周波発生装置にカテーテルをつないで静脈の内側から焼いていきます。スイッチを入れるとカテーテルに高周波電流が20秒間流れます。20秒後に自動的に電流が止まるので、カテーテルを７㎝引く、これを繰り返します。

レーザー治療では光ファイバーを少しずつ引きながら徐々に焼いていくのに対して、

血管内治療のしくみ

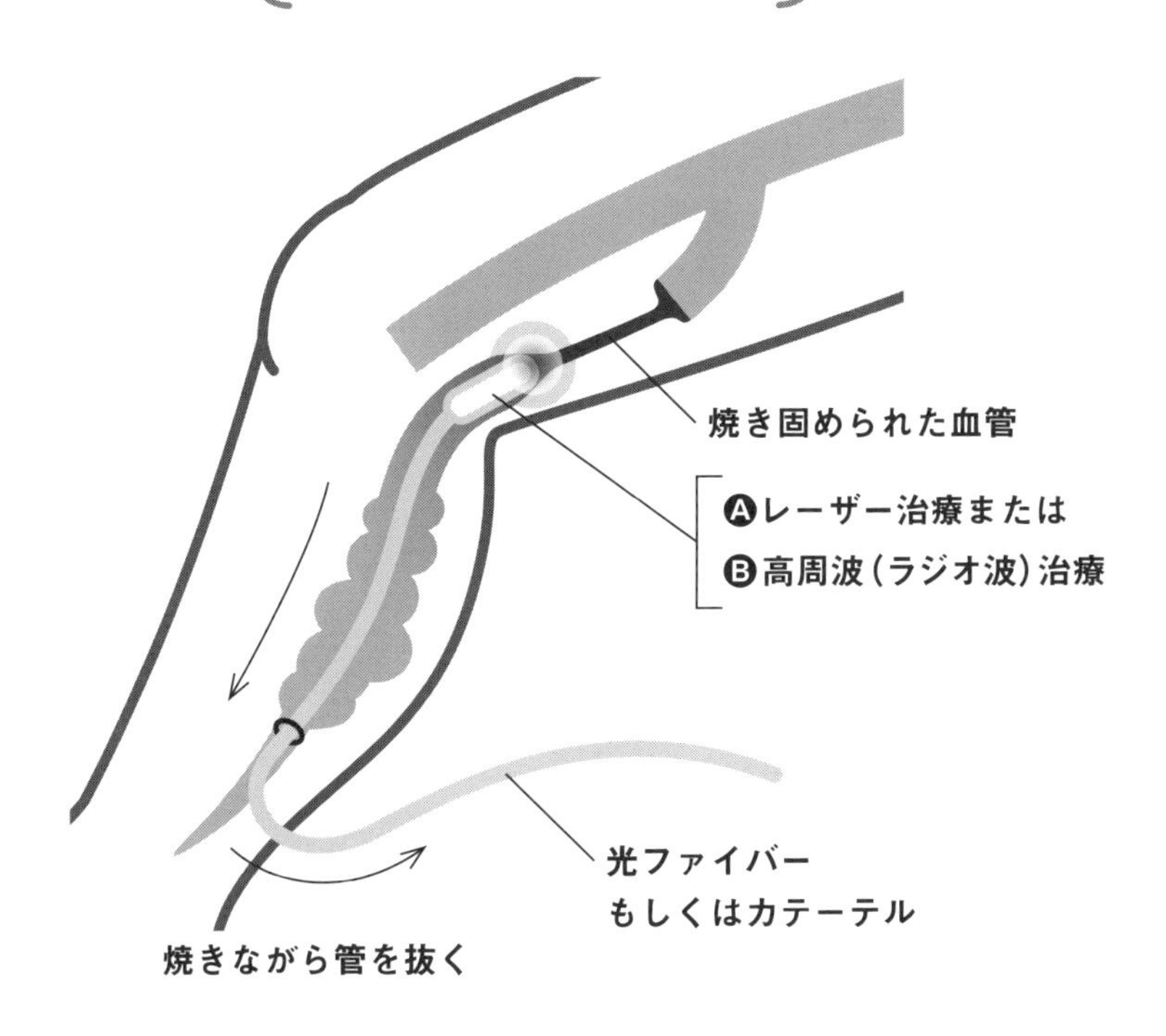

Ⓐ レーザー治療

光ファイバー
静脈
2カ所から
レーザーを照射

Ⓑ 高周波（ラジオ波）治療

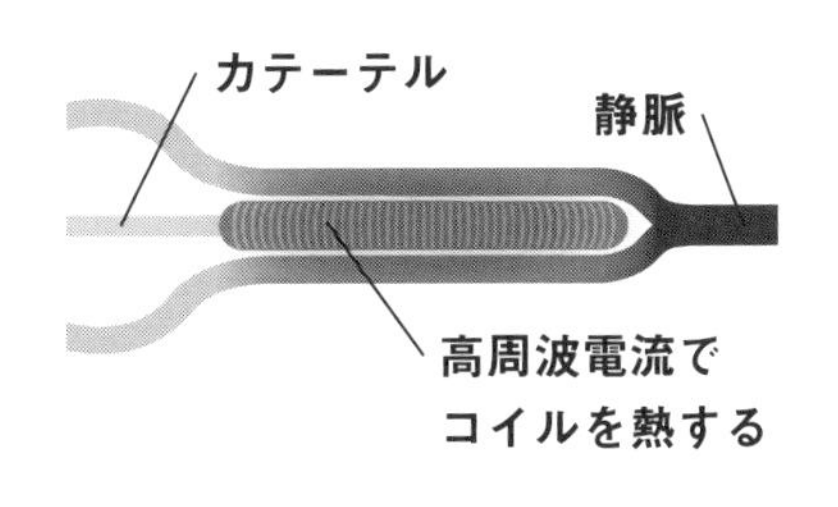

高周波では7㎝ずつ焼いていきます。皮膚の近くまできたら、カテーテルを引き抜いて治療は完了です。その後は、レーザー治療と同様に、ふくらはぎに残った静脈瘤をスタブアバルジョン法で切除します。短時間で治療を終えることができ、すべて局所麻酔で行うので治療中の痛みはありません。

治療後は、合併症を防ぐために弾性包帯を巻き、その上から弾性ストッキングを着用します。こちらも当日は、**治療自体は30分から1時間、院内にいる時間は1時間半から2時間程度**です。

レーザー治療と同様、治療後すぐに歩くことができますが、弾性包帯をしっかり巻くため、自転車や車の運転はできません。デスクワークやシャワーは翌日から、立ち仕事やハードワークは3日後くらいから再開できます。

傷の状態や、エコー検査で静脈の状態を確認するため、翌日の来院は必要です。問題がなければ弾性ストッキングを着用して終了です。1カ月後に診察があり、エコー検査を行い合併症がなければ、弾性ストッキングの着用は終了です。

こちらも初診料や検査、治療などすべて健康保険が適用されます。

血管内焼灼術のメリット

メリット❶ 麻酔をするので治療中は無痛

メリット❷ 治療後の痛みも少ない

メリット❸ 体への負担が少ない

メリット❹ 日帰りで行える

メリット❺ 再発も少ない

血管内焼灼術後の経過

当日	すぐに歩行可能
翌日	診察。デスクワーク復帰可能 シャワー可能
3日後	立ち仕事、ハードワーク復帰可能
2週間後	運動、旅行可能
1カ月後	診察。弾性ストッキング着用終了

最新の血管内治療 ～グルー治療とは～

グルー治療は、熱を使わずに、瞬間接着剤で血管をふさぐ治療法です。２０１９年に日本で健康保険が適用となり、低侵襲治療（患者さんの体への負担が少ない治療）として普及しつつあります。

ひざの下に１カ所局所麻酔を行い、エコーで観察しながら静脈に細い針を刺します。針から細いカテーテルを入れて、足の付け根まで進めます。**カテーテルにグルー（医療用の瞬間接着剤）を注入するためのディスペンサーガンをつなげて、静脈内にグルーを押し出します。**ディスペンサーガンを１回引くと、接着剤が０・１㎖押し出されるしくみになっています。

カテーテルの先端が深部静脈から５㎝離れた位置にあることをエコーで確認したら、ディスペンサーガンの引き金を引き、１㎝間隔で２カ所に接着剤を注入します。同時にエコープローブというエコー機器の患者さんの体に当てる部分と手で皮膚の上から3分間圧迫します（P117図参照）。
その後は3㎝ごとの接着剤注入と30秒間の圧迫を繰り返し、カテーテルの挿入部から5㎝手前で最後の注入をしてカテーテルを抜けば終了です。弾性包帯を巻く必要はなく、絆創膏を貼るだけです。使用する接着剤の量は、平均で1～2㎖と、ごく少量です。

グルー治療が優れている点はいくつかあります。
まずは血管内焼灼術のように、広い範囲に局所麻酔を行う必要がないこと。また、**術後に弾性ストッキングを着用する必要もなく、運動や生活の制限がほとんどない**のもメリットです。治療当日から軽い運動をしたりお酒を飲んだり、仕事に戻ったりもできるなど、患者さんの負担が少なくてすむのです。

次に、合併症の心配が少ないことです。血管内焼灼術の場合、静脈のまわりへの熱の影響で、神経障害が起こることがあります。グルー治療は熱を使わないので、静脈のまわりへの影響がほとんどありません。

グルー治療の合併症としては、治療後1～2週間後に治療した部位の皮膚に赤みや腫れの出る静脈炎を起こす人がいて、痛みやかゆみがともなうことがあります。原因は体内に異物が入ったことによる反応で、通常1～2週間で自然におさまります。ただし、ごく一部の静脈炎は遅延型アレルギーによる場合があります。重篤な場合はステロイド薬の内服や、注入したグルーの切除が必要になります。

そのため、接着剤や接着剤の分解産物であるホルムアルデヒドのアレルギーのある人はグルー治療の対象外となります。まつ毛エクステンションに使用する接着剤でアレルギーを起こした人や、シックハウス症候群、化学物質過敏症の人がそうです。

また、グルー治療は高額な治療機器が必要ないことから、トレーニングを受けた医師がいれば、レーザーや高周波治療装置を持っていない医療機関でも治療を行うことができます。これまでは血管内治療が行える医療機関は大都市に限られていましたが、グルー治療であれば、**全国どこでも治療を受けられるようになる**のです。

グルー治療に使う道具

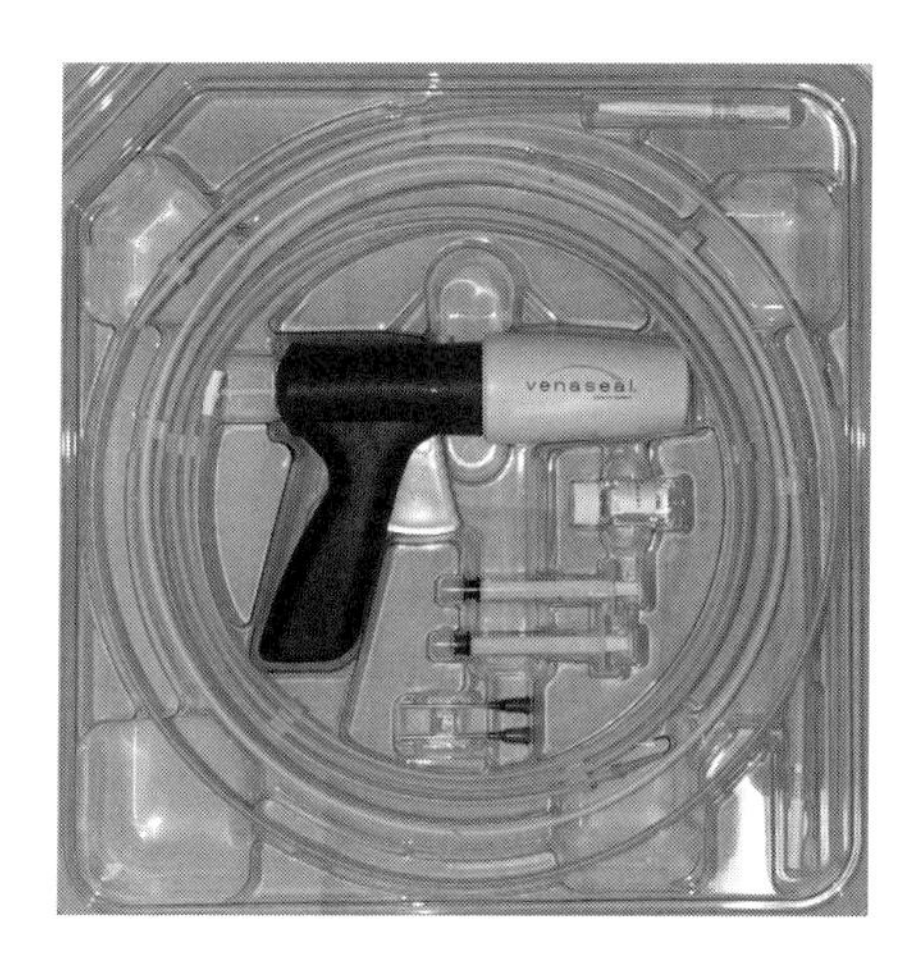

グルー治療に使う道具。静脈内に挿入したカテーテルからグルー（瞬間接着剤）を注入する。

グルー治療のしくみ

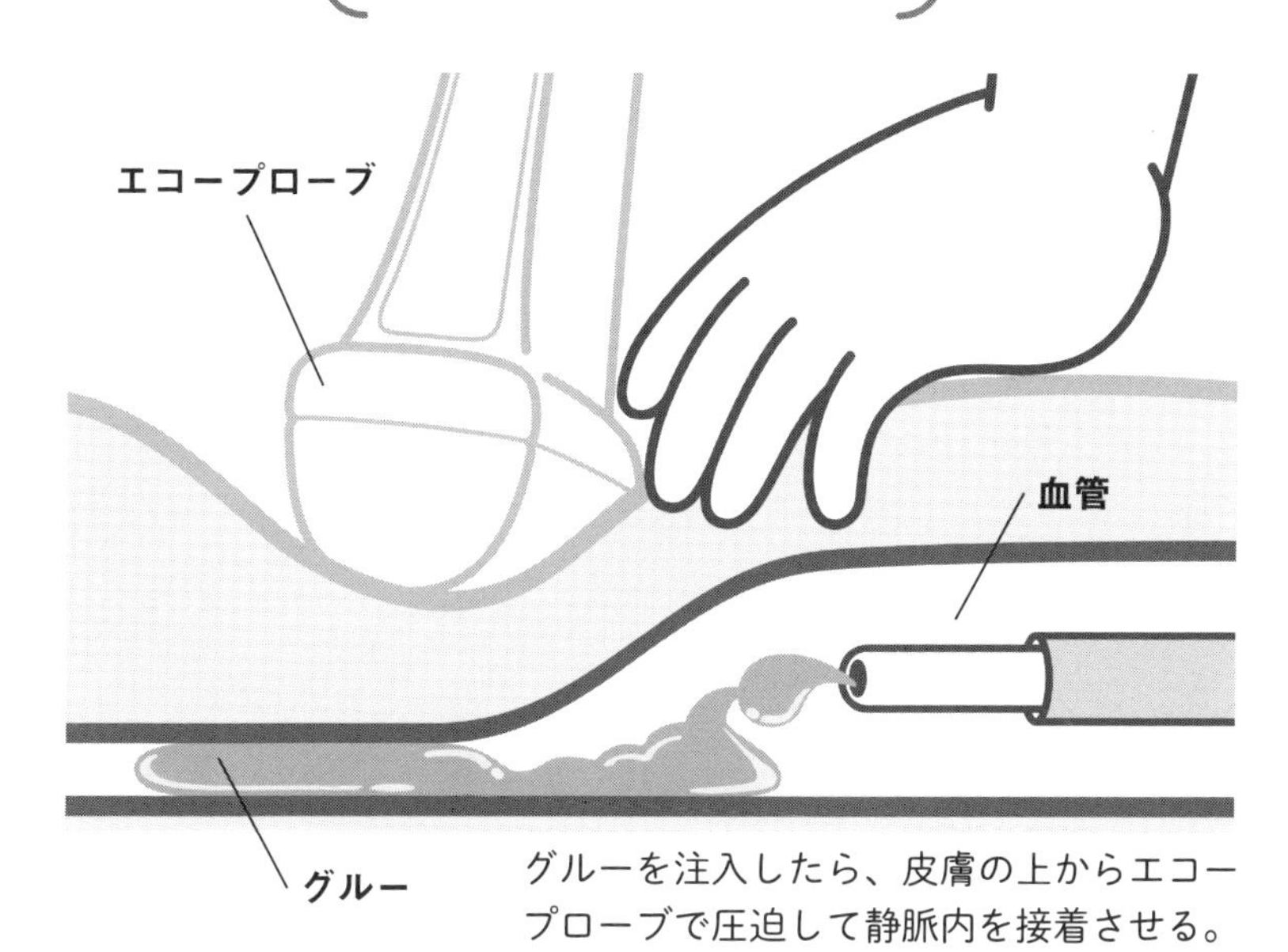

グルーを注入したら、皮膚の上からエコープローブで圧迫して静脈内を接着させる。

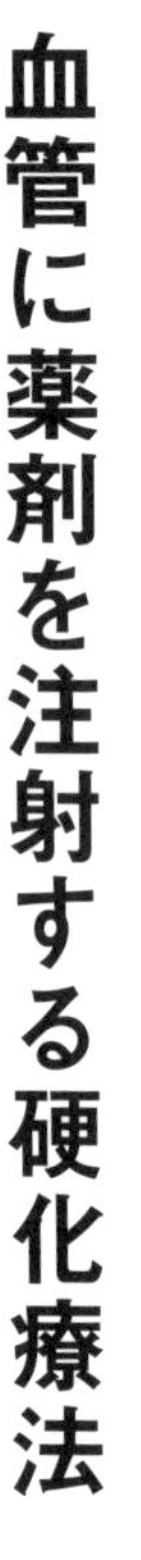

血管に薬剤を注射する硬化療法

硬化療法は、静脈の中に薬を**注射して静脈をふさぐ治療法**です。ふさいだ静脈が硬くしこりのようになることから硬化療法といい、空気を混ぜた泡（フォーム）状の薬剤を使用するため、フォーム硬化療法とも呼ばれています。

硬化療法は、側枝型静脈瘤や網目状静脈瘤、クモの巣状静脈瘤といった軽症の静脈瘤、手術後の再発、血管内治療の補助的療法としてよく行われる治療法です。

また、麻酔の必要がなく患者さんの負担が軽くすむため、高齢者、狭心症や心筋梗塞などの病気を合併している人も安心して治療を受けることができます。

硬化療法は注射で行うので、麻酔はしません。

まず、立った状態で足の静脈の３～４カ所に注射針を刺します。そのまま横になり、

硬化療法のしくみ

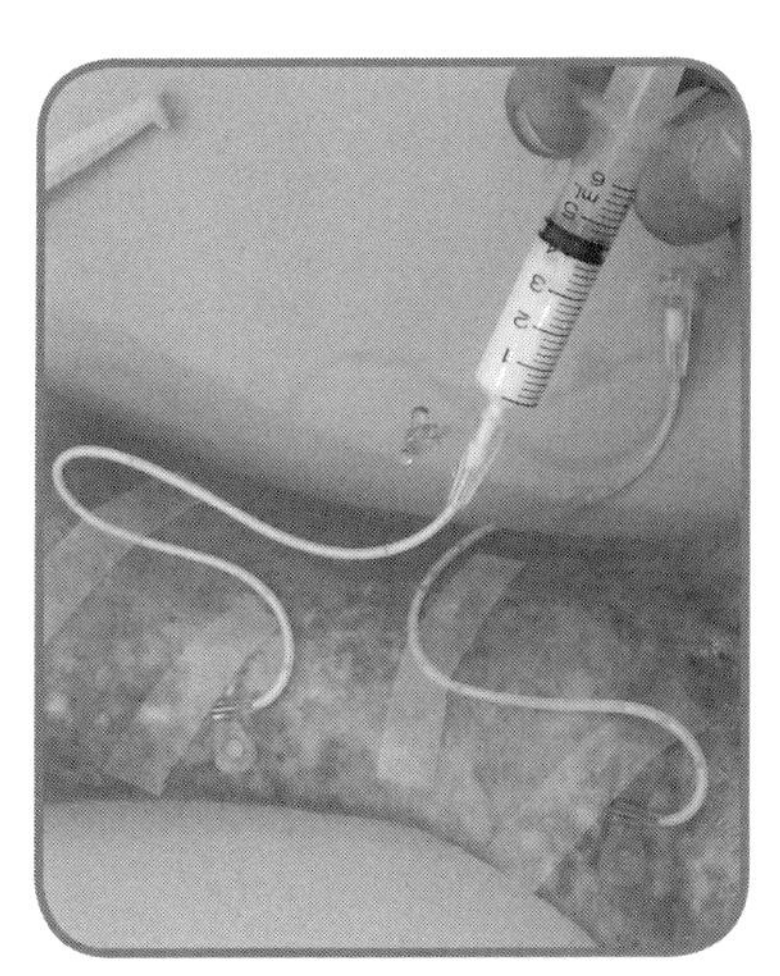
注射で薬剤を注入する。

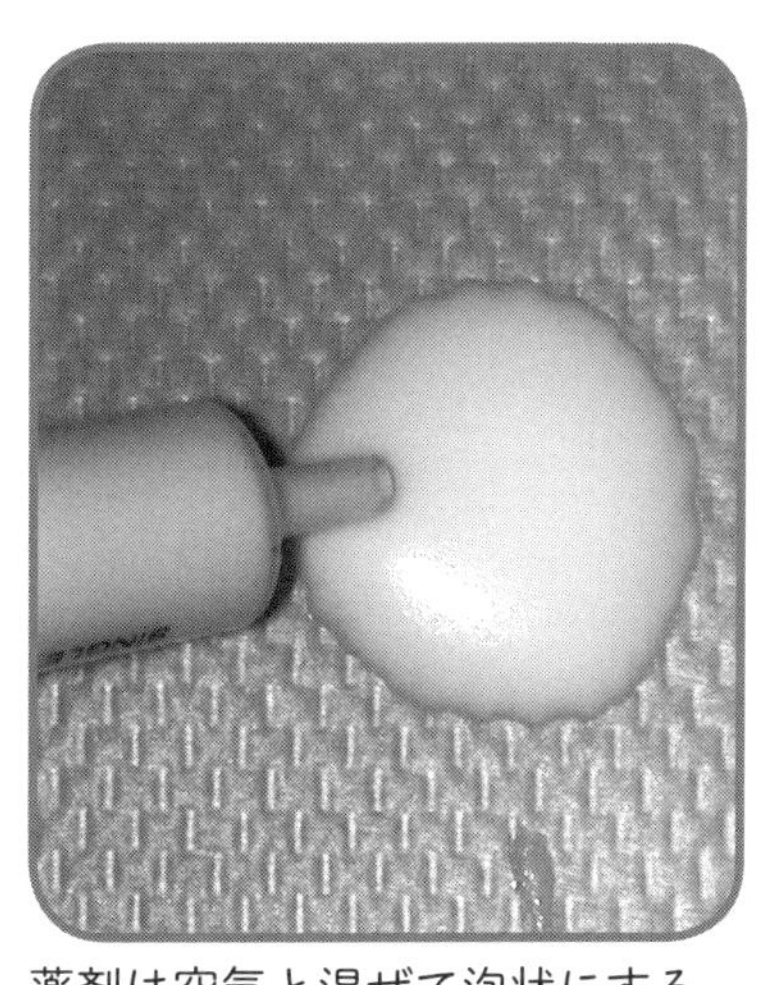
薬剤は空気と混ぜて泡状にする。

泡状にした硬化剤を注入します。治療後は、静脈にそってスポンジやガーゼを丸めたものを当て、その上から弾性ストッキングをはき、圧迫します。4日間は24時間着用、その後は1カ月程度日中だけ着用します。

ふさがった静脈は**しこりのように硬くなり、炎症が起こるので皮膚が茶色くなります。**しこりは半年ぐらいで自然となくなり、皮膚の変色は1〜2年で徐々に消えます。

再発はゼロではないが生活習慣の見直しで防げる

治療を受けた患者さんの多くが心配するのが、再発するかどうかです。

残念ながら、血管内治療や外科治療などの根本的な治療をしても、再発の可能性はあります。それは下肢静脈瘤は、遺伝や生活習慣、環境などの要因によって発症するため、**治療後も同じ生活習慣や環境でいれば、再発するリスクが高まるからです。**

なかでも、比較的若い年齢で静脈瘤を発症した人、長時間の立ち仕事をしている人は、リスクが高いので注意が必要になります。

しかし下肢静脈瘤は必ず治る病気ですから、心配はいりません。また、しっかりと治療をしていれば、**少なくとも2〜3年で再発するということはありません。**これまで再発した例は、全体の約10〜20％程度で、治療をしてから約10年以上経過しています。

ただ高位結紮術で治療した場合は、再発の可能性が高くなります。高位結紮術は１９９０年代の最新治療だったのですが、10年間で半数以上が再発してしまいました。そのため、現在ほとんど行われていません。
また、治療自体が不適切だったために再発することもあります。静脈瘤を取り残して、未治療のまま残ってしまっているというケースです。技術的に未熟な医師もいますから、病院選びも大切です。

治療したのと反対の足に静脈瘤が発症する可能性もありますが、この場合は、再発とはいいません。

再発しないに越したことはありません。まず、治療・手術前の生活習慣、環境などを見直してみましょう。立ちっぱなし、座りっぱなしにならないようにする、ウォーキングなど適度な運動をするなど、第２章で紹介した**セルフケアや生活習慣の改善などを心がける**ことです。

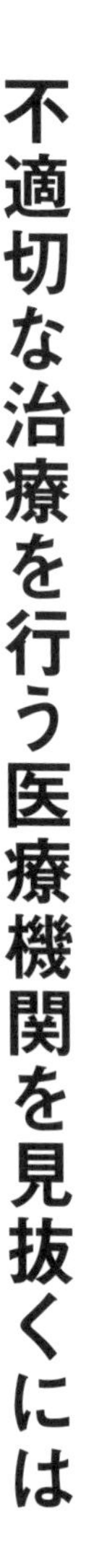

不適切な治療を行う医療機関を見抜くには

「下肢静脈瘤かもしれない」と思ったとき、どのような医療機関で、何科を受診すればいいのかわからないという方は多いと思います。なかには、きちんと専門医に診てもらいたいと考える方もいるでしょうが、実は**「下肢静脈瘤の専門医」というのは正式には存在しません。**もし、下肢静脈瘤専門医と書いてある広告やホームページなどがあれば、それは医療法違反です。ただし、病院が「下肢静脈瘤専門」または「下肢静脈瘤専門クリニック」と名乗るのは問題ありません。

また「下肢静脈瘤血管内治療実施医・指導医」という資格があります。これは下肢静脈瘤血管内治療実施管理委員会によって認定された正式な資格ですが、血管内治療を20例行えば取得できる、必要最低限の資格です。そのため、なかには経験の浅い医師がいることも否定できません。

下肢静脈瘤は血管の病気なので、本来であれば血管外科が適切ですが、皮膚科や形成外科などでも治療が行われているのが現状です。では、何を基準に病院を選べばいいのでしょうか。私自身が見たり、患者さんから聞いた話からすると、**魅力的な宣伝文句や、「今、手術しておいたほうがいい」「放っておくと大変なことになる」など不安を煽（あお）る表現をしているところは気をつけるべき**だと思います。

テレビや雑誌で紹介されているところなら、信頼できると考える方もいます。しかし広告などの宣伝にかかる費用は、診療費から出ていると考えられますから、治療が必要ないのに無理に治療を勧めたり、高額な自由診療をしつこく勧めてくる可能性があります。例えば「保険適用のレーザー治療は痛みが強い」などと説明して、自由診療のレーザーを勧める悪徳な医師もいるのです。

信頼できそうな病院で受診する際にも、判断できるポイントがあります。まず、診察や検査がていねいかどうかです。

悪徳医療機関は、患者さんの状態がどうであれ、治療を受けさせる（お金を払わせる）のが目的なので、診察もエコー検査もあっという間に終わります。そして、画像を見せながら「ここの弁が壊れています」などといい、すぐに治療を勧めます。通常、静脈瘤が疑われる際のエコー検査は、熟練した臨床検査技師でも両足で30分はかかります。5分ぐらいでパパッと終わるところは、診断が怪しいと疑っていいでしょう。

実際に「そもそも静脈瘤はなかったのに治療された」「片足だけだったのに両足治療された」「見た目はなんともないが、実は隠れ静脈瘤だといわれた」など、他院での体験を話す患者さんがとても多いのです。軽症であればセルフケアで改善しますし、「隠れ静脈瘤」なんていうものはありません。セルフケアの説明もなく、やたら治療を勧めてくる場合は悪徳医療機関と疑ってよいでしょう。必要がないのに治療をされても、そもそも症状がないのだから再発もしないのは当たり前です。

友人や知人の口コミなら大丈夫かというと、あくまでもその人個人の感想ですから、鵜呑(うの)みにするのは危険です。ご自分で判断するのがむずかしい場合は、**かかりつけ医に確認してもらうのも助けになる**はずです。ホームページの情報や医師のプロフィールなどを見てもらえば、ある程度は判別できると思います。

こんな病院は要注意！

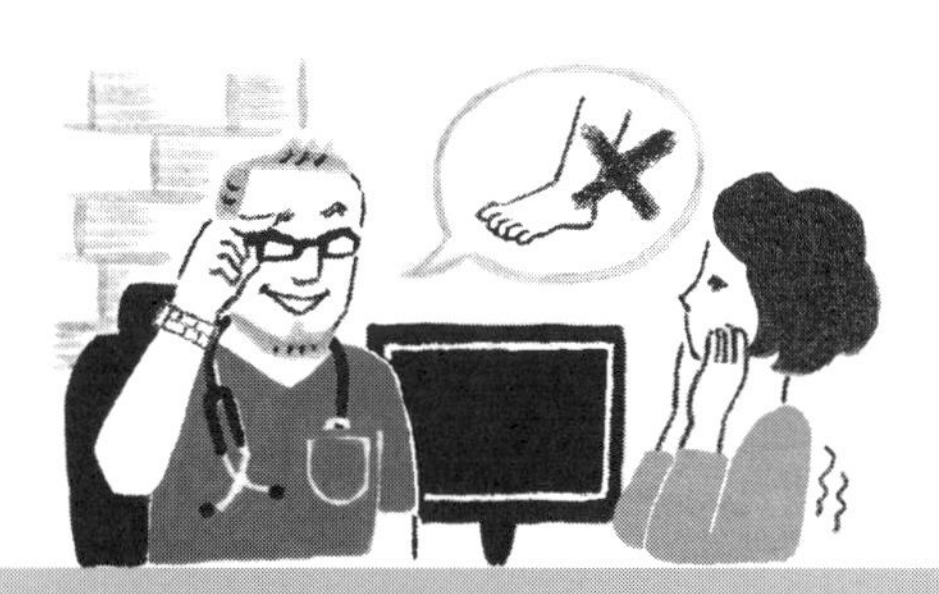

- 広告がたくさん出ている
- クリニックの内装が華美すぎる
- 検査の時間が短い（5分以内）
- 病状の説明がほとんどないのに治療の説明をする
- 「足を切断することになる」「血栓が心臓にとんで命に関わる」などといっておどす
- 気にしていない反対の足の治療も勧める
- 「保険治療は痛い」といって自由診療を勧める

患者さんの体験談

放置していたコブが体操とストッキングで解消

Kさん（女性60代）

20代のとき、**妊娠中に初めてひざの裏にコブ**ができました。「妊娠中にはよくあることで、すぐよくなる」と医師にいわれたのでそのままに……産後は育児に忙しく、他に症状はなかったので、**放置すること約20年**。

子育てが一段落した頃、コブがさらに目立ってきたので受診してみました。エコー検査をしたところ「まだ軽症なのでセルフケアで改善できる」と医師にいわれたので、教えてもらった**体操と弾性ストッキング**を試すことに。

最初のうちは、弾性ストッキングがきつくてはくのが大変でしたが、なんとかがんばってはき続けたところ**3カ月ほどでコブもあまり目立たなくなりました**。

気づかないうちに静脈瘤が。治療で見た目もスッキリ

Mさん（女性50代）

高校を卒業してデパートに就職し、ずっと立ちっぱなしで接客しています。あるとき同僚に「ふくらはぎがボコボコしているよ」と指摘されました。自分では気がつきませんでしたが、**鏡で見てみるとなんだかカッコ悪くて**。血管外科を受診したところ、伏在型静脈瘤といわれました。思いもしなかったので驚きましたが、説明を受けて夏休みに**レーザー治療**を受けることに。**治療は痛みもなく、来院してから治療、処置まで2時間ぐらいで帰宅**できました。翌日は治療後の傷の状態チェックやエコー検査があり、その後は1カ月間弾性ストッキングをはいて治療は終了です。制服がスカートなので、きれいに治って本当によかったです。

かき壊した皮膚も、変色が少し残る程度に回復

Dさん（男性70代）

小さな居酒屋を経営しています。調理も自分でやっているので、忙しいときはほぼ立ちっぱなし。昔から足のむくみが気になっていましたが、さらに**皮膚がかゆくなり、かいているうちにかき壊してしまったん**です。むくみとかゆみが関係あるわけないと思っていたんですが、妻に強く勧められて血管外科を受診してみました。

検査の結果、大伏在静脈瘤でした。かゆみも下肢静脈瘤が進行したせいだと聞き、レーザー治療をしました。**皮膚の変色は少し残りましたが、むくみはすっかりよくなりました**。

今は再発防止のために、仕事中も弾性ストッキングをはくようにしています。

軽症の静脈瘤は体操とマッサージで全快

Nさん（女性60代）

若い頃から事務職ひと筋。夕方になると足がむくむんです。若い頃は、朝起きたらスッキリしていたんですが、**年を重ねるごとにむくみがまったくとれなくて**。シップなどを貼ったりもしてみたのですが全然効きませんでした。

あるとき、足の血管が浮き出ているのに気づきました。怖くなって皮膚科を受診すると、これは血管外科がいいと紹介され受診しました。「下肢静脈瘤だが軽症なのでセルフケアで治る」といわれ、**教わったマッサージと体操**を始めました。

お風呂でマッサージをすると翌朝はむくみがとれ、体操もテレビを見ながらラクに続けられます。「やらなくては」という義務感もなく、**毎日続けるうちに足の症状はすっかり解消しました**。

広川雅之（ひろかわ　まさゆき）

1962年、神奈川県生まれ。お茶の水血管外科クリニック院長、東京医科歯科大学血管外科講師、医学博士、外科専門医・指導医、脈管専門医。高知医科大学卒業後、ジョーンズホプキンス大学医学部留学、東京医科歯科大学血管外科助手などを経て現職。東京医科歯科大学血管外科で静脈の病気を専門として診療を行い、内視鏡的筋膜下穿通枝切離術（99年）、日帰りストリッピング手術（2000年）、血管内レーザー治療（02年）など、下肢静脈瘤の新しい治療法の研究・開発を行っている。日本静脈学会理事、日本脈管学会評議員、日本血管外科学会評議員、関東甲信越Venous Forum会長。主な著書に『下肢静脈瘤は自分で治せる』（マキノ出版）などがある。

カバー・本文デザイン／ohmae-d
イラスト／太田裕子、ガリマツ
モデル／竹田麻衣
撮影／木下大造
カバー写真撮影／奥西淳二
ＤＴＰ／東京カラーフォト・プロセス株式会社
協力／糸井千晶（cocon）、石井信子

血管の名医が教える
下肢静脈瘤の治し方

2021年6月2日　初版発行

著者／広川雅之
発行者／寺岡良浩
発行／株式会社毎日が発見
〒102-0071　東京都千代田区富士見1-6-1　富士見ビル7階
電話　03-3238-5473
発売／株式会社ＫＡＤＯＫＡＷＡ
〒102-8177　東京都千代田区富士見2-13-3
電話　0570-002-301（ナビダイヤル）
印刷・製本　凸版印刷株式会社

ISBN978-4-04-000700-7 C0077